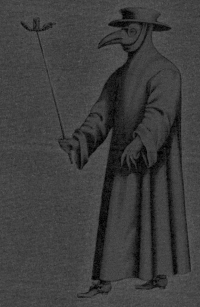

中世纪黑死病肆虐期间人们发明的防护装备

雅典大瘟疫

安东尼瘟疫

查士丁尼鼠疫

黑死病

哥伦布疫病大交换

伦敦大瘟疫

霍乱

东北大鼠疫

1918 年大流感

······

文明简史

世界|文明|行走|互鉴

记 疫

祈祷、隔离与共生

武斌 著

SPM

南方出版传媒

广东人民出版社

·广州·

图书在版编目（CIP）数据

记疫：祈祷、隔离与共生 / 武斌著. —广州：广东
人民出版社，2020.5
　　（文明简史）
　　ISBN 978-7-218-14210-4

　　Ⅰ. ①记… Ⅱ. ①武… Ⅲ. ①瘟疫—医学史—
世界—普及读物 Ⅳ. ①R51-091

中国版本图书馆CIP数据核字（2020）第062403号

JIYI: QIDAO, GELI YU GONGSHENG

记疫：祈祷、隔离与共生

武斌 著

出 版 人：肖风华

责任编辑：陈其伟
责任技编：周星奎
装帧设计：彭 力

出版发行：广东人民出版社
地　　址：广州市海珠区新港西路204号2号楼（邮政编码：510300）
电　　话：（020）85716809（总编室）
传　　真：（020）85716872
网　　址：http://www.gdpph.com
印　　刷：广东信源彩色印务有限公司
开　　本：889毫米×1194毫米　1/32
印　　张：7　　插　页：2　　字　数：140千
版　　次：2020年5月第1版
印　　次：2020年5月第1次印刷
定　　价：48.00元

如发现印装质量问题，影响阅读，请与出版社（020-85716849）联系调换。
售书热线：（020）85716826

前　言

　　瘟疫是什么？雅典瘟疫时，飞鸟绝迹；黑死病肆虐时，尸横遍野；东三省鼠疫时，棺材脱销……瘟疫是大噩梦，历史上几次大的瘟疫暴发，都是以成百上千万人的死亡而被历史铭记。瘟疫的产生和蔓延，与人类的生活方式和生存状态有关，与一定的物质环境和社会环境有关。瘟疫不仅仅是一种自然灾害，杀害无数生灵，它的大规模暴发和蔓延，有着巨大的杀伤力和危险性，还会带来严重的社会危机和文化危机。人类社会经常会遇到瘟疫带来的危机，文明发展进程也常常因此而改变。瘟疫深刻地干预着人类文明的历史进程。

　　瘟疫几乎与人类如影随形。将时间拉回到人类文明的起点，几乎从童年开始，人类就始终在与瘟疫进行着持久战。最初，人们对瘟疫只有恐惧和无奈，只能依靠祈祷来祈求噩梦过去，抵御的武器只有"屈膝"，瘟疫得以吞噬数千万人的生命。19世纪以来，人们以近代科学的名义揭开了瘟疫的神秘面纱，从而开始了真正意义上的人类对瘟疫的战争。随着公共卫生体系和社会文明的发展，随着科学技术和社会组织方式的进步，磨砺出抗生素、疫苗等锐利武器，鼠疫、疟疾、霍乱、天花等瘟疫似乎已经远离而去，肺结核、梅毒、流感等也不再是不治之症。几经较量一个个瘟神被打倒了，虽然谈不上是消灭了瘟疫，但瘟疫也没了往昔肆无忌惮的"风光"，在科学和医学不断探索向前迈进的脚步中，人类战胜瘟疫的速度正在日益加快。

瘟疫是人类文明发展的伴生物，它总是伴随着人类发展的进程而来，并对人类文明产生全面的影响，这些影响往往比枪炮、革命、战争来得更猛烈，更深入人心。美国历史学家麦克尼尔（William Hardy McNeill）认为，自从大约公元前500年开始的这一时期，在亚洲和欧洲病原体已经开始影响到文明的发展进程。这一时期也是人类文明史上的轴心时代，是一次全球性的文化突破的时代。

在过去的三千多年当中，人类与瘟疫的斗争发生了天翻地覆的变化。在这一变化中，人类对瘟疫的认知方式的不断进步起到了重要作用。纵观人类与瘟疫的斗争史，气候与疾病、贫困与疾病、城市与疾病等话题一直贯穿其中，人类对瘟疫的认知方式也随之一次次得到提升。雅典大瘟疫，人类只能祈祷；黑死病期间，人类提出了隔离概念；霍乱时期，人类开启了流行病学研究；

对抗天花病时，人类敲开了免疫学大门……如果人类对瘟疫的斗争史有一个纪念碑，那么我相信以下9次战疫值得人类反省深思，值得铭刻在这个纪念碑上。它们是雅典大瘟疫、安东尼瘟疫、查士丁尼鼠疫、黑死病、哥伦布疫病大交换、伦敦大瘟疫、霍乱、东北大鼠疫、1918年大流感。这9次战疫无论是从暴发的规模、传播路径的宽广宽，还是死亡人数、死亡率来说，对人类产生了直接而显著的影响，其对公众的生活方式、思维方式起到了塑造作用。

历次的战疫重塑了作为人类文明象征的城市。在城市，水源、垃圾处理系统、基础设施、社会秩序以及公共卫生规划的使用常常是超载的，瘟疫特别考验城市的公共治理水平。伦敦大瘟疫催生了世界史上的第一次"卫生革命"，霍乱推动了欧洲城市的改造、美化以及公共卫生运动。人类逐渐地认识到了公共卫生对于城市基础设施建设的重要意义，清洁的水源和污水处理系统纳入到了城市的规划议程。

瘟疫如幽灵般在人世间徘徊游荡，人类历史也如一部未完待续的惊悚片，正如《鼠疫》一书所说：永远不死不灭，它能沉睡在家具和衣服中历时几十年，它能在房间、地窖、皮箱、手帕和废纸堆中耐心地潜伏守候，也许有朝一日，人们又遭厄运，或是再来上一次教训，瘟神会再度发动它的鼠群，驱使它们选中某一座幸福的城市作为它们的葬身之地。

但是，人类战胜瘟疫的信念坚不可摧。科学之光帮助人类驱散疾病的阴霾，帮助人类走出无知和愚昧的困境。人类与瘟疫对抗的过程中，不仅仅是关于死亡、毁灭和绝望的故事，还有着人类关于科学探索的宝贵记忆，更有人类骁勇协同作战的伟绩。尤其是一代又一代的白衣天使挺身而出，浴血奋战，从"西方医学之父"希波克拉底、"神圣的医生"盖伦，到"霍乱地图"的约翰·斯诺、晚清国士伍连德等，无数的医疗工作者前赴后继来到战疫的第一线，以向死而生的精神帮助人们逃脱噩梦，迎接崭新曙光。

毛泽东主席在1958年7月1日得知江西余江消灭了血吸虫病后，激动不已，彻夜难眠，写下《送瘟神》二首，其二云："春风杨柳万千条，六亿神州尽舜尧。红雨随心翻作浪，青山着意化为桥。天连五岭银锄落，地动三河铁臂摇。借问瘟君欲何往，纸船明烛照天烧。"

人类历史告诉我们：瘟疫从来没有远离人世间，一直与人类文明同行，人类更是从未停止抗争瘟疫的脚步。保持科学的生活方式，学会与病毒相处，与瘟疫共生，就是一次次瘟疫带给我们的反思。

目 录

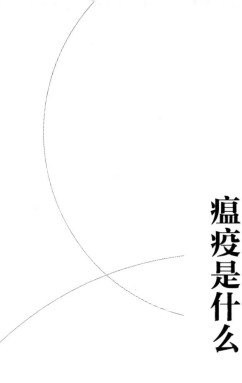

第一章

瘟疫是什么

为何说『大荒之后，必有大疫』『大兵之后，必有凶年』？

为何说瘟疫是一种『文明病』？

瘟疫是如何干预文明的历史，又是如何成为一种推动历史前进的力量？

○ 从新冠肺炎说起

2020年开年，所有人的心都被"新冠肺炎"这个词给揪住了。

新冠肺炎，是新型冠状病毒感染导致的肺炎，主要通过呼吸道传播。常见症状有发热、咳嗽、气促和呼吸困难等，较严重的可导致肺炎、严重急性呼吸综合征、肾衰竭，甚至死亡。

对于冠状病毒，我们并不陌生。曾席卷全球、至今让国人心有余悸的SARS病毒就是冠状病毒大家族的一员。

2002年11月，SARS在我国广东佛山首发，后扩散至全球，在全球累计确诊病例8000多人，造成900多人死亡。直至2003年中期，疫情才被逐渐消灭。10年后，科学家最终将SARS病毒的天然宿主追踪至中华菊头蝠。17年前那场抗击"非典"的战争，至今仍让人们记忆犹新，但远离野味的警告最终还是渐渐地被人们淡忘。

加上MERS病毒，这已经是21世纪以来，冠状病毒家族成员第三次肆虐人间。

在漫长的历史长河中，传染病一直是人类健康的主要杀手，是人类生存的大敌。如果从人类进入文明社会以后的历史开始算起，在所有人类的致死原因中，瘟疫恐怕是第一位的。且不说时常在某些地方出现的一些局部的瘟疫，单是大面积暴发的、带有国际性的大瘟疫，在历史上就有很多记载，而且往往是造成十室九空的恐怖景象。

例如，6世纪出现的"查士丁尼瘟疫"蔓延到欧、亚、非的许多地方，估计死亡人数在1亿人左右。14世纪，黑死病在欧洲泛滥，杀死了欧洲1/4的人口，有些城市的死亡率甚至达到70%。在17、18世纪天花流行，欧洲死亡人数达50万人，亚洲多达80万人。1918年大流感波及世界许多地区，2100万人因此死于非命。2002年，全世界有200多万人感染肺结核死亡。

历史上，高死亡率是瘟疫的基本特征。瘟疫造成的死亡人数往往数以百万千万计。凡是瘟疫席卷过的地方，尸横遍野，土地荒芜，城市废弃，一片凄惨悲凉的景象，社会经济因此停滞运转甚至倒退，人类历史因此发生重大改变。直到19世纪中期以后，人们才找到了对抗瘟疫的科学方法，随着现代医学技术、社会卫生防疫体系的发展，这种高死亡率才得到了一定程度的控制。

✿ 瘟疫与天灾人祸

瘟疫是一种自然灾害。但是，这种自然灾害的产生和蔓延又和其他天灾人祸有密切关系，特别是战争与灾荒对瘟疫的暴发影响巨大，中国古代就有"大荒之后，必有大疫""大兵之后，必有凶年"的说法。

在大的自然灾害之后发生瘟疫，是历史上经常发生的现象。比如《北史》记载："江浙饥荒之余，疫疠大作，死者相枕藉。"在世界历史上，这种情况也屡见不鲜。比如毁灭庞贝城的维苏威火山爆发后不久，罗马帝国就出现了大规模的瘟疫流行。有学者研究认为，"查士丁尼瘟疫"与瘟疫发生前不久北欧的一次火山爆发之间，可能也有某种程度上的联系。

为什么在大的自然灾害之后会出现瘟疫流行呢？英国学者戴维·基斯（David Keys）对这方面的问题进行了专门的研究，他认为瘟疫需要气候的激发作用。大多数瘟疫的暴发是由突发而剧烈的气候变化引发的。虽然，从理论上说，如果在严重的干旱之后继之以正常的天气，也可能引起瘟疫的暴发，但是，过量的降雨，特别是在干旱之后发生大规模降雨，则最有可能引发瘟疫的四处蔓延。

从历史上看，战争与瘟疫的关系也十分密切。战争的历史几乎和人类的历史一样长久。战争本身就是一个滋生瘟疫的温床。因为战争首先是士兵最大程度的聚集，大规模的征战使得士兵们从一个地方跑到很远的地方，这就为传染病的蔓延提供了最便利的条件。瘟疫对军队的战斗力乃至战争的结局有至关重要的影响，甚至直接决定了战争局势。

传染病对军队的威胁与祸害由来已久。三国时期的赤壁之战，被《三国演义》表现为主要是诸葛亮的智谋使得曹军大败，而实际上却是因为曹军中发生了瘟疫。在李自成进入北京之前，明朝的京营兵士就正遭受鼠疫侵袭，元气大伤。在北京的城墙上，平均每三个垛口才有一个羸弱的士兵守卫，根本无法抵挡李自成精锐之师的进攻。

1812年6月，拿破仑统领近50万大军入侵俄国，当部队行至波兰和俄国西部时，近半数士兵因感染斑疹伤寒和痢疾而死亡或丧失行动能力。当拿破仑下令撤出莫斯科时，他的军队剩下8万人，而到1813年6月撤退行动结束时，拿破仑手下只剩下3000多名士兵，死于传染病的官兵比战死在沙场上的要多得多。

✿ 瘟疫是一种"文明病"

瘟疫与人类的生活方式有着直接的关系。瘟疫的特性是具有强烈的传染性，拥挤稠密的人口是其滋生的温床，因而它们首先是"群众性"疾病，这样才能使瘟疫的病菌得以一代一代地存活。

实际上许多传染性疾病需要一定数量的比如几十万、几百万人口的聚集作为它们流行泛滥的基本条件。这也就说明了为什么越是到了晚近时代，瘟疫出现得越来越频繁，造成的危害也越来越大。在刀耕火种的小部落人群中，如果没有突然的外来人口的传入，是不会发生瘟疫的。即使我们了解到在原始社会已有瘟疫出现的记载，那也已经是原始时代的晚期，已经从狩猎阶段进入到农业社会，离文明社会的门槛不远了，并且已经具备瘟疫传播所必备的人口密度的条件。到了农业社会才开始聚集起稠密的人口，而在以后几千年的城市发展中实现了更大规模的更加稠密的人口聚集。相对于狩猎的生活方式，农业的生活方式所带来的人口密集程度在10倍甚至100倍以上。而与农业的生活方式相比，城市的生活方式所产生的人口密度更是上百倍地增加。

人类跨地区迁徙、灌溉农业的出现、城市的兴起以及商队与商船的活动、战争、朝圣等行为都伴随着瘟疫从一个疾病圈向另一个疾病圈传播，而瘟疫也深刻影响着人类的人口发展与新定居地的开拓。特别是世界贸易的发展，很容易使在某地发生的一场瘟疫迅速超出国界的范围，成为全人类的灾难。比如在古罗马时期，这样的世界贸易路线把欧洲、亚洲和北非有效地联结成为一个巨大的病菌繁殖场。近代欧洲殖民主义的扩张，更是把瘟疫的危害带到了全世界。欧洲殖民主义者登上美洲大陆，带去的天花等致命病毒，造成印第安人空前的人口灭绝。1918年大流感正是处于大战中的美国士兵把病毒带到各地。因此，可以说，瘟疫是一种"文明病"，是随着人类社会的发展进步而发展的。

许多瘟疫，比如鼠疫、禽流感、疯牛病甚至艾滋病，是与动物有关的，有的是人畜共患，有的则是由动物传染给人类的。科学家在考证艾滋病起源时发现，艾滋病很可能起源于非洲丛林地区生活着的一种长尾绿猴。艾滋病的病毒来到人间，可能与当地的土著居民有捕捉绿猴并将其血液注射体内滋补身体这一习惯有关。还有，埃博拉出血热来自猴子，莱姆病的病原来自鼠、鹿、兔、狐、狼等30余种野生哺乳动物和多种家畜间传播的伯氏疏螺旋体。

一系列新的来源于动物的传染病不断出现，表明动物传染病库是人类新传染病潜在的原因。地球是人类与动物的共同家园，在工业社会以前，人和其他动物特别是野生动物基本上是各有各的领地，所以人畜共患的疾病多是与家畜或与人类共生性强的动物如老鼠有关。但是，工业文明以来，人类对大自然的大范围开发，迫使许多野生动物丧失了自己的家园。人类对野生动物的大规模捕杀，不仅使许多野生动物面临着灭绝的危险，同时也拉近了人与它们的距离，这也就提高了人类感染野生动物所携带病毒的危险性。

瘟疫，在某种程度上说，是大自然对人类的一种警告，尽管是以一种非常残酷的方式所发出的警告。

▢ 瘟疫干预了文明的历史

瑞典病理学家福克·汉斯肯（Folke Henschen）曾说，人类的历史即其疾病的历史。疾病或瘟疫大流行伴随着人类文明进程而来，并对人类文明产生深刻和全面的影响，它往往比战争、革命、暴动来得还要猛烈，因为它直接打击了文明的核心和所有生产力要素中最根本的人类本身。

在世界历史进程中，有许多关键时刻，就是因为瘟疫而发生了意想不到的变化。比如在古希腊时期，正是雅典大瘟疫决定了伯罗奔尼撒战争的走向，使强大的雅典败在落后的斯巴达手下，从而造成了辉煌一时的古希腊文明的衰落，进而结束了人类文明史上的古希腊文明阶段。

古罗马的兴衰一直是历史学家和政治学家们孜孜不倦的话题，对于这个曾经不可一世的帝国的衰亡，他们提出了种种猜测和假说。虽然这个帝国的衰亡绝非一日之功，也并非某一种原因造成的，而应是如恩格斯说的那种"历史的合力"推倒这个帝国的巍峨大厦。但是，有一个原因至少是不可忽视的，这就是瘟疫的作用。实际上，正是罗马皇帝马可·奥勒留·安东尼（Marcus Aurelius Antoninus）时期的大瘟疫，为这个帝国无可挽回地走向衰落埋下了伏笔。

同样，在东罗马帝国，查士丁尼（Justinian）极力恢复昔日罗马帝国的荣誉与疆土，他也确实为这个梦想作出了巨大的努力。然而，瘟疫毁灭了他的一切梦想。从此，东罗马帝国仅仅成为偏于一隅的"东方国家"，不再能与古罗马相提并论，甚至人们不愿意再说它是"罗马帝国"。

在近代欧洲殖民主义的扩张中，瘟疫在很大程度上起到了助纣为虐的作用。美国作家贾雷德·戴蒙德（Jared Diamond）认为，病菌在欧洲人对美洲、澳大利亚、南非和太平洋岛屿的土著的征服中起了决定性作用。最经常提到的例子是西班牙殖民者对阿兹特克和印加两大帝国的征服。西班牙殖民者只有为数不多的几百人，就彻底征服了这两个印第安国家，其后不久，印第安人几乎陷入种族灭绝的境地。在殖民者带到新大陆的病菌面前，印第安人不堪一击。

在这个事件之后，新大陆的土著人大批大批地死亡，又造成了一个新的问题，就是劳动人口的极为短缺。本来，殖民者占领了新大陆后，接下来的任务就是对这片神奇土地

祈祷、隔离与共生

记疫

的大开发。开发需要大批的劳动力，而被征服的原住民本应该成为这种劳动力的最好来源。但是，由于大瘟疫的蔓延，印第安人的人口数量少得可怜，远远满足不了新大陆开发的需要，殖民者不得不从非洲掠夺黑人奴隶贩卖到美洲大陆，所以就有了17、18世纪的黑奴贸易。这种罪恶的贩卖黑奴制度一直持续了两个多世纪，而实际上制造这种制度的直接原因，就是美洲大陆瘟疫泛滥造成当地土著人的灭绝。

瘟疫对于人间事务的干预、对于人类历史进程的影响，在许多情况下也表现出另外的结果。14世纪的黑死病，夺去了欧洲1/4人口的生命，造成经济凋零，城市败落，土地荒芜。在此情况下，社会财富特别是土地获得了重新的分配，社会阶层结构也发生了明显的变动和重组。不仅如此，由于劳动人口锐减和经济重建对劳动力大量需求这样的供求关系的矛盾，劳动者普遍要求增加工资收入，而封建贵族没有满足这种要求，反而采取了一些限制和镇压劳动者的措施，结果激起激烈的社会矛盾和社会冲突，激发了农民和城市劳动者的多次起义。这些起义对欧洲中世纪末期的社会变革起到了积极的推动作用，为欧洲从中世纪向近代资本主义的迈进拉开了序幕。

所以，正如黑格尔（G.W.F.Hegel）所说的，"恶"成为推动历史前进的力量。瘟疫就是作为一种恶的力量干预历史的进程。

大规模瘟疫的暴发和流行，还会在一定程度上改变人们的文化和思想。在科学水平和人类知识不发达的情况下，人们对瘟疫的认识以及如何控制和防治瘟疫知之不多，突然降临的灾难造成普遍的心理恐慌，于是，各种超自然的、神秘的预言和许诺会给人们以心理上的慰藉，从而使宗教的力量得到张扬和迅速发展。例如正是在查士丁尼瘟疫之后，基督教的势力得到前所未有的扩张，各地的修道院也是在这个时期大规模发展起来，基督教神学在意识形态上的统治地位得以确立。但是，同样是一场大瘟疫，即14世纪黑死病的肆虐，促使人们进一步思考人的生命价值，使人们的思想逐渐摆脱了基督教神学的束缚，人文主义思想开始萌芽和发展，从而揭开了文艺复兴运动的序幕。

在更多情况下，瘟疫的直接后果是促使人们生活方式的变化。在历史上，人们逐渐认识到，大规模的瘟疫流行往往与人类的生存环境有关，特别是与人们的居住条件、卫生环境有直接的关系，因而在瘟疫流行之后，人们往往在改变自身的环境方面作出许多努力，人们的卫生习惯会有很大的变化。这些变化有利于促进人们的生活方式更加健康和科学。例如罗马帝国时期，人们已经建立了比较完善的城市供水系统。19世纪初的霍乱更是催生了欧洲乃至世界的公共卫生运动。实际上，今天我们享用的城市供排水系统、城市垃圾的处理、住房的卫生标准设计等现代城市的规划管理，就是从那个时期开始的。

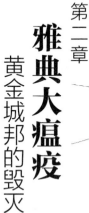

第二章

雅典大瘟疫

黄金城邦的毁灭

希腊神话关于瘟疫的描写，是把瘟疫看作是神对人类的惩罚。这反映了古代希腊人对瘟疫流行的恐惧和无奈，人们不知道如何克服它，只能求助于神灵的庇护和宽恕。

☐ 希腊神话中的瘟疫

神话是一个民族童年生活的写照，是远古传来的歌声。希腊神话是希腊民族精神的最初记录，是他们的"原始意象"最重要的表现方式，是他们的"集体无意识"和文化"密码"。

希腊的神祇住在高高的奥林匹斯山上，但他们与人间的生活密切相关。山川林木、日月海陆，以至雨后的彩虹、河畔的水仙，都是神的身影。生老病死，祸福成败，取决于神的意志。他们直接参与人类的生活，主宰着人间的祸福与命运。

在古希腊神话中，众神不仅有人的形体，而且也有人的各种感情和生活需要，以及人所具有的各种美德和恶习。神与人的差别仅在于神比人更聪明、更高大、更有力量，而且永生不死。多数的神很像氏族中的贵族，他们很任性，爱享乐，虚荣心、嫉妒心和复仇心都很强，好争权夺利，还不时溜下山来和人间的美貌男女偷情。大多数神喜欢捉弄人类，甚至三番五次打算毁掉人类。希腊神话中的"神"实际上是人化了的神，希腊神话中的"人"实际上是神化了的人。神的故事就是人的故事。

古希腊人常在神话中嘲笑神的邪恶，指责神的不公正。《荷马史诗》说，神给可怜的人以恐惧和痛苦，神自己则幸福而无忧地生活着。

在古希腊神话中，有多处提到瘟疫。最著名的瘟疫故事当属"潘多拉的盒子"。这个故事说，普罗米修斯不顾宙斯的禁令，从天上窃取火种，传到人间。宙斯大为恼怒，惩戒了普罗米修斯，但他仍不满足，又把怒气转移到

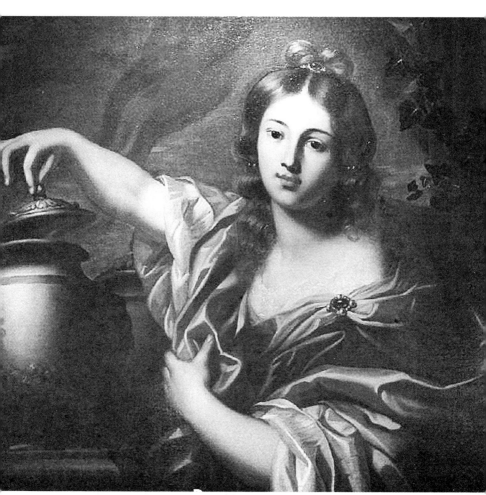

意大利人尼古拉斯·雷尼尔所创作的《潘多拉》，油画，意大利威尼斯卡莱佐尼料宫藏

他嫌恶已久的人类身上。宙斯为给人类制造更多的灾难，命令匠神造一美女。爱神阿佛洛狄忒给予她一切媚态智能；雅典娜给她最华丽的服饰；众神的使者赫尔墨斯教给她语言。宙斯给她取名"潘多拉"，意为"拥有一切天赋的女人"。宙斯还送给她一只精美的盒子，并立即把她送给普罗米修斯的弟弟艾比米修斯，建议他娶潘多拉为妻。普罗米修斯早已警告过弟弟，千万不要接受宙斯的任何礼物，可艾比米修斯一见潘多拉，就把哥哥的嘱咐忘了，立刻娶了她。

潘多拉是个好奇心很强的女人。有一天，她决意打开盒子看个究竟。于是，她掀开盖子，一霎时，各种各样的灾害一齐飞了出来，遍及整个大地。不过，盒子底部还藏着一件美好的东西——希望，潘多拉把希望永远地关在了盒子里。从此以后，人间就充满了各种灾难。疾病在人世间悄无声息地日夜蔓延，横扫世界的各个角落；死神过去步履蹒跚，现在却健步如飞，疯狂地吞噬人的生命。而在此之前，人类一直没有灾祸，更没有折磨人的疾病。

另一个瘟疫故事是关于俄狄浦斯的。忒拜城国王拉伊俄斯与王后伊俄卡斯忒所生儿子俄狄浦斯，被预言长大后将杀父娶母，所以出生不久即被钉上双脚扔到山里。从此忒拜城很太平。被扔到山里的俄狄浦斯被人送给科林斯国王当养子。俄狄浦斯长大后，有人告诉他，他不是科林斯国王的儿子。俄狄浦斯到阿波罗神庙去询问，神谕告诉他，他将来要杀父娶母。俄狄浦斯为了逃避这一命运，离开了科林斯，流浪到忒拜城外。城内正在闹瘟疫，带翼狮身人面女妖斯芬克司说，谁能破了她的谜语，就能消除瘟疫。谜面是：什么东西早上四条腿，中午两条腿，晚上三条腿。俄狄浦斯猜出谜底是人，从而挽救了忒拜城。因老国王已被人杀死，人们拥戴俄狄浦斯当国王，原王后嫁给他，从此忒拜城平安无事。俄狄浦斯与王后生下两儿两女。

许多年后，忒拜城又闹瘟疫，任何药物都无法治愈。索福克勒斯（Sophocles）创作的悲剧《俄狄浦斯王》描写了这次瘟疫：希腊古老美丽的忒拜城邦突然遭受巨大的灾难，正在血红的波浪里颠簸着抬不起头。田间的麦穗枯萎，牧场上的耕牛瘟死，百姓家的孕妇流产；最可恨的是带火的瘟神降临城邦，全城正弥漫着滚滚的烟火。人们正在成群地死去，死者的亲属在各处祭坛的台阶上呻吟，祈求天神消灾弭难。求生的哀声和悲惨的哭声弥漫在城邦的上空。

王后的兄弟克瑞翁去阿波罗神庙一问，神谕说：老国王被杀一案没破，必须抓出凶手。克瑞翁报告俄狄浦斯，俄狄浦斯下令追查凶手。查出老国王有一天带着4个卫士外出，与一人打起来，国王被打死了。俄狄浦斯得知这一情况，想起当年自己走到福克斯岔路口时，曾与一位坐马车的老人及4位随从打了一仗，杀死4个，跑了1个。是不是自己杀了老国王？王后得知后紧张了起来。经查，下令扔到山里的婴儿被执行者送给了一位科林斯牧羊人，牧羊人把婴儿送给了不生育的科林斯国王。科林斯牧羊人证明俄狄浦斯就是忒拜城老国王的儿子。俄狄浦斯查清自己就是罪人，他觉得没脸活在人间，想自杀，又无法在地下见被自己打死的父亲。他挖瞎了双眼，让自己忍受各种惩罚。大女儿安提戈涅为他当眼睛，陪他去流放。

但是，神认为他是逃避、反抗命运的，是在不知情时犯的罪，于是赦免了他。这个故事的隐喻之一是说，是因为人类的罪行（俄狄浦斯杀父娶母），才导致了瘟疫的流行。瘟疫是神对人类的惩罚。

在希腊神话中，神也帮助人，许多神有为人类治病消灾的能力，其中专门的医药之神是阿波罗的儿子阿斯克雷庇亚斯。《伊利亚特》称阿斯克雷庇亚斯为"无疵的医生"。

阿斯克雷庇亚斯治愈了无数的人，结果冥府之神向宙斯抱怨几乎没有一个人会死亡。如果没有人死亡，宙斯就不知道该如何对付人类了。于是宙斯用雷电击死了阿斯克雷庇亚斯。

公元前5世纪，很可能是在瘟疫流行的年代里，希腊人为了纪念阿斯克雷庇亚斯，建了一座神庙，在这座神庙里的祭司设立了一所疗养院。人们把阿斯克雷庇亚斯当作救世主来崇拜，地中海世界的人们纷纷涌向这里，祈求希腊人所谓的"最大的恩赐"——健康。

在神庙里，病人得到的治疗基本上采用洗浴和斋戒的方式，因为疾病被确信藏于人的内心深处。当病人清洁后准备接近神坛时，一个安抚仪式就会举行。在神坛上，病人被毯子包裹，躺在羊皮上睡觉，通过禁食消耗自己，靠睡眠医治自己，期待神在夜晚入梦给予启示。

病人把自己认为非常神奇的医方记录下来，刻在石板上。现在这些石板在神庙的丛林废墟中还随处可见。

希腊神话关于瘟疫的描写，都是把瘟疫看作是神对人类的惩罚。这一方面反映了古代希腊人对瘟疫流行的恐惧和无奈，另一方面也反映出在那个遥远的时代里，瘟疫的流行已经是常见的灾难。人们不知道如何克服它，只能求助于神灵的庇护和宽恕。

¤ 修昔底德开启瘟疫的编年史

在古希腊历史上，仅文献有记载的瘟疫就多有所见。其中给希腊社会和文化造成巨大影响的瘟疫之一，是发生在公元前430年雅典暴发的大瘟疫，这一瘟疫肆虐达3年之久。这是史料记载较为详尽的一次灾难，被视为人类历史上十大瘟疫之首。

公元前431年，为了争夺希腊的控制权，雅典及其同盟者与以斯巴达为首的伯罗奔尼撒同盟之间爆发了一场著名的战争，即“伯罗奔尼撒战争”。战争初期，雅典人依靠坚固的城墙和强大的海军，把农村居民迁移到城墙之内居住，频频从海上出击，屡屡获胜。但是，战争进行的第二年，即公元前430年，雅典发生的大瘟疫造成大批居民死亡，其中包括1/4的军队，使雅典元气大伤。这是雅典人经历的最黑暗的时期之一，他们陷入战争与瘟疫的双重煎熬之中，痛苦不堪。

战争加剧了瘟疫的流行和破坏力。战争前，雅典城邦的人口已经超过25万人。城内的住宅普遍狭小而简陋，没有排水设备，人们经常把污水、废物泼到街上。战争来临后，斯巴达人占据雅典城外的乡村，雅典城邦把绝大多数乡村居民迁入雅典城内，雅典城里人口大增，拥挤不堪，卫生条件十分恶劣。在拥挤、肮脏与封闭的环境中，瘟疫的蔓延一发不可收拾。

瘟疫期间，雅典的市民生活在噩梦之中，身边强壮健康的年轻人会突然发高烧，咽喉和舌头充血并发出异常恶臭的气息。病人打喷嚏，声音变得嘶哑，因强烈的咳嗽而感到胸部疼痛无比。疾病像恶魔一样席卷整个城市，任何口服、外敷的药物都无济于事，最后，连医生也被感染而生病。患病的人接二连三地死去，没过几日，雅典城中便随处可见来不及掩埋的尸首。

对于雅典这次瘟疫到底是什么病，至今也没有结论。19世纪的英国史学家、十二卷《希腊史》的作者乔治·格罗特（George Grote）以他那时的医学知识，把这病叫做"发疹伤寒"，实际指的就是"斑疹伤寒"。此后的学者则提出了鼠疫、麻疹、流感、天花等说法。20世纪后期的一些学者认为此病就是流行性斑疹伤寒。1998年，美国国家癌症研究所的一个研究小组认为，雅典瘟疫就是黑死病，它的病毒应该是一种出血性病毒，就像埃博拉病病毒一样，因为黑死病与埃博拉病具有同一种病状，即出血。

修昔底德（Thucydides）用文字记录下了雅典这场

大瘟疫。修昔底德出身于雅典的贵族之家，自幼受到良好的教育。他是伯罗奔尼撒战争的亲历者和参与者，他的《伯罗奔尼撒战争史》是想通过叙述这场战争给希腊造成的影响以及雅典等城邦在战争前后成败兴衰的变化过程，来垂训后世。

在《伯罗奔尼撒战争史》中，他记录了战争开始不到一年就暴发的瘟疫，这种瘟疫以前在爱琴海的利姆诺斯岛附近许多地区流行过，但是在记载上从来没有哪个地方的瘟疫像雅典的瘟疫一样厉害的，或者伤害这么多人的。

他在书中用超过半章的篇幅，记录了瘟疫流行的情形：身体完全健康的人突然开始头部发烧，呼吸不舒服；其次的病症就是打喷嚏，胸部发痛，接着就咳嗽；之后就肚子痛，呕吐，产生强烈的抽筋。身体外表的温度不高，但是身体内部高热，所以即使穿着很薄的亚麻布，病人也不能忍耐，而要完全裸体。这样的症状持续七八天，病人多半就因体内高热而死亡。那些生来就身体强壮的人不见得就比身体羸弱的人更能抵抗这种疾病。总之，人们成群成群地死亡。尸体横陈于街头与庙里，其中一些人原本是到庙里避难的。由于死的人太多，尸体躺在地上无人埋葬，鸟兽吃了尸体的肉也跟着死亡，以致吃肉的鸟类完全绝迹……

在瘟疫暴发期间，修昔底德注意到雅典城内人满为患，水源很不干净。他也留意到，患过一次病的人如果不死，几乎不会再患第二次，或者即使患上了也不会致命，完全符合后世对传染病的部分定义。

修昔底德特别描述了由瘟疫导致的道德崩溃。瘟疫给雅典人造成的痛苦超过了人性所能忍受的限度，因此人们开始空前地违法乱纪和随心所欲。为了使自己免受感染，人们纷纷背弃了人情世故，人们普遍害怕去探视病人，结果不少病人因无人照看而很快死去。合宜的葬礼仪式原本具有相当的重要性，但现在被忽视了。有的富人家全家人死于瘟疫，于是就出现了抢劫行为。有许多人发了这种不义之财。

修昔底德说，对神的敬畏与人类法律已不具约束力。人们信不信奉神似乎没有差异，因为人们看到无论善人还是恶人全都毫无差别地死去。恐慌面前，人们对未来充满绝望，开始选择放纵的生活，因为没有什么比现时的享乐更能使他们逃避现实的恐惧。悲观和绝望的情绪笼罩着全城，雅典城因为人们的绝望而土崩瓦解。

修昔底德力图通过雅典瘟疫叙事来使人们清楚地审视人类的苦难状态。他记录了灾难，同时，也记录了人类战胜灾难的信心和能力。他告诉我们，瘟疫可能击倒一个城市，但永远击倒不了人类。

修昔底德在《伯罗奔尼撒战争史》中对雅典大瘟疫的记载，为后世提供了极为重要的资料。这是有关瘟疫的第一个完整记录，人类遭遇瘟疫的编年史，也就从这里开始了。由于修昔底德的记载，后人将雅典的瘟疫命名为"修昔底德综合征"。

在这样的大灾难面前，人们的生死观也面临着巨大的颠覆。作家索福克勒斯也亲历了那场瘟疫，瘟疫暴发期间，他担任祭司。他在其作品中多次涉及这样的话题，并且一再表达出对人类命运、死亡的悲观情绪。他倾心创作的悲剧《俄狄浦斯王》直接触及瘟疫与人类罪行的关系，也可能就是发生在公元前430年的雅典大瘟疫引发了作者的深层思考，去剖析人类遭受灾难的原因。

◻ "西方医学之父"奔赴防疫前线

由于缺乏隔离意识，人们在照顾病人的过程中很容易受到感染，病人的数量急剧增加，造成了人们极大的恐慌。起初，雅典人怀疑疾病是斯巴达人在井水中投毒造成的。当确定此次疾病是可怕的瘟疫后，雅典人苦苦思考如何防治。雅典人认为，此次瘟疫起源于埃塞俄比亚，然后传到埃及、利比亚以及波斯帝国的大部分领土，最后通过贸易路线传入港口城市比雷埃夫斯，进而传入雅典城。因此，瘟疫暴发后，雅典城邦加强了对该港口的监管。

面对瘟疫的泛滥，医生也束手无策。由于传染性非常强，医生的死亡也是最多的。人们未能找到一种特效药，因为对一个病人是有益的药物，对另一个病人却可能是有害的。绝望的雅典人开始相信一切都是宿命，希望通过扩建阿波罗神庙，祈求神灵遏制瘟疫。

在雅典暴发大瘟疫的时候，人们避之唯恐不及，许多人纷纷逃出城去。但此时希腊北边马其顿王国的一位御医，却冒着生命危险前往雅典救灾。这位勇敢的御医就是欧洲医学奠基人希波克拉底（Hippcrates）。由于他在医学上的卓越建树和声望，雅典人邀请他来帮助对付这场大瘟疫。

希波克拉底到达雅典后，立即深入疫区，调查疫情，探寻病因及解救方法。他发现这种疾病是通过感染者的粪便传播的，而处理死者最好的方法就是烧毁他们的遗体。他的这一主张遭到了一些人的强烈反对，后者不惜动用武力前来阻挠。但希波克拉底坚定不移，坚持对大量尸体进行火葬，消灭疫病的传染源。他还发现全城只有一种人没有染上瘟疫，那就是每天和火打交道的铁匠。他由此设想，或许火可以防疫，于是全城各处燃起火堆来扑灭瘟疫。他还发现香草植物对人身心有益，他教民众在街头燃烧有香味的植物，利用植物香油的成分，杀死空气中的病菌，疫情由此得到了控制。

希波克拉底用大火挽救了雅典，为了纪念他的功德，雅典人特意制作了一尊铁制塑像，铭文写道：谨以此纪念全城居民的拯救者和恩人。希波克拉底还被授予了雅典的公民权。

希波克拉底在西方被尊为"医学之父"，是欧洲医学的奠基人。他出身于小亚细亚科斯岛的一个医生世家，祖父、父亲是医生，母亲是接生婆。在古希腊，医生职业是父子相传的，所以希波克拉底从小就跟随父亲学医。数年后，父亲治病的260多种药方，他已经能运用自如。父母去世后，希波克拉底在希腊、小亚细亚、里海沿岸以及北非等地一边游历，一边行医，拜请许多当地的名医为师，接触了民间医学，从而丰富了自己的医学知识。在接触的许多病人中，他结识了许多哲学家，这些哲学家的独到见解也对希波克拉底深有启发。希波克拉底积极探索人的肌体特征和疾病的成因，提出了著名的"体液学说"。他认为复杂的人体是由血液、黏液、黄胆、黑胆这四种体液组成的，人之所以会得病，就是由于四种液体不平衡造成的。他相信人的身体有自愈的潜力。他说，大自然会找到自己的办法。

同时，他认为人的疾病与自然环境很有关系，他说，一个医生进入某个城市首先要注意这个城市的方位、土壤、气候、风向、水源等这些与人的健康和疾病有密切关系的自然环境。

希波克拉底留下了大量的著作，其中有7册《论瘟疫》，据后人研究，至少其中的第一册和第三册是出自希波克拉底的手笔。第一册是他在萨索斯岛住了3年的逐年记录，第三册是在这个岛上另外一年的记录，也有各种关于医学的记述。

大约与希波克拉底同时期，还有一部不知名作者的《流行病学》。这本书是一位行游医生的病例薄。他首先记录了当时的气候，然后记录了他的病人的整个患病过程，还有年龄、性别以及所有可能有关的细节。他写作的时候不像一个医生而更像一个病理学家，但是却始终坚持一种科学的态度。

希波克拉底的观察和研究以及这部不知名作者的《流行病学》，说明当时人们已经开始抛弃用神话的观点解释瘟疫，而采取了经验和观察的科学态度。

然而，这种对神话的抛弃，也促进了希腊哲学的发展。有学者指出，当疾病来源于神这种看法逐渐为人们所抛弃时，出现了一种对科学的进程有着同样干扰作用的因素，哲学取代了宗教。希腊哲学在多样化的现象中寻找同一性，并且在建构一个包罗万象的理论过程中，对同一性的渴求导致对事实的臆断和忽视。正是同一性的欲愿，促使泰勒斯宣称万物皆水，同时使《希波克拉底论集》中一篇论文的作者宣称所有疾病都是由气造成的。

¤ 伯里克利时代在瘟疫中死去

雅典大瘟疫流行之时，正是古希腊文明、特别是雅典城邦发展到最为繁荣强盛之时，是古希腊的“黄金时代”。在这个时代，雅典是希腊的文化中心，聚集了全希腊最卓越的思想家、艺术家、历史学家、科学家，如哲学家苏格拉底、柏拉图、德谟克利特，百科全书式的学者亚里士多德，历史学家希罗多德、修昔底德，悲剧之父埃斯库罗斯，喜剧之父阿里斯多芬等。那时的雅典人骄傲地宣称：我们的城市是全希腊的学校。

这个黄金时代的来临是与一个人的名字联系在一起的，他就是统治了雅典30多年的伯里克利（Pericles），所以这个时代也被称为"伯里克利时代"。

伯里克利出身于雅典的名门贵族,有良好的文化、音乐和哲学教养,他的思想也十分开放。公元前461年,30多岁的伯里克利登上了雅典的政治舞台。公元前444年以后,伯里克利任首席将军,成为雅典的实际统治者,在希腊史上他是唯一能在希腊的民主制下连续掌权30多年的人。伯里克利大胆地进行了民主制改革,决定除了特别需要才能和经验的军事、财政官员之外,所有政府官员在市民集会选举之后由抽签的方式决定官职。这些官员在执行公务期间,按天数获取工资。抽签与工资相结合的这一国家体制是历史上第一个、也是唯一一个有影响力的完全的直接民主制,使雅典的民主体制达到了顶峰。

雅典是希腊的典范。正是在伯里克利时代,雅典不仅在政治、经济、军事上,更重要的是在文化上成为希腊城邦国家的代表。在他的主持下,一批出色的雕塑家、建筑师、工艺家云集雅典,重建被波斯军队放火烧毁的雅典城,许多闻名于世的建筑陆续建成。位于雅典中心的卫城是最出色的建筑群,它建在150米高的陡峭的山巅之上,全部用大理石修建而成,城中有雅典最著名的帕特农神庙和智慧女神雅典娜的铜像。现代人们满怀敬仰的"希腊文明",实际上是以伯里克利带给雅典的这30年和平为顶峰的。

但是,在繁华背后,巨大的灾难已悄然降临。在伯里克利执政的晚年,他屡经坎坷、挫折,接连遭受严重的打

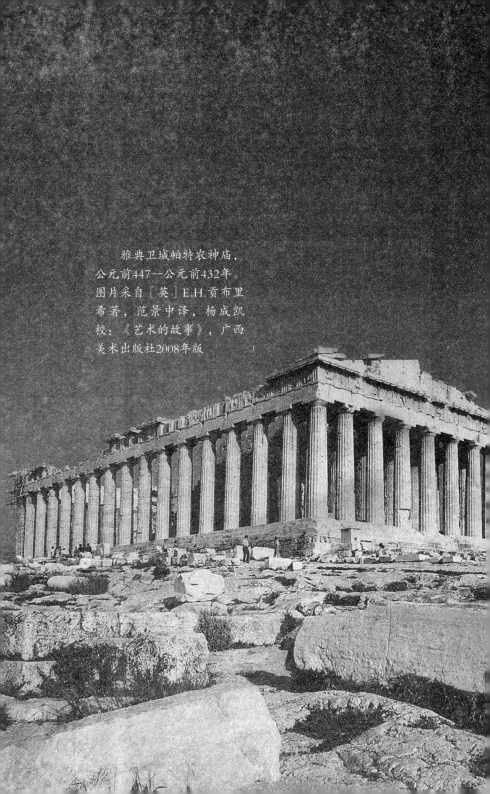

雅典卫城帕特农神庙，
公元前447—公元前432年。
图片采自［英］E.H.贡布里
希著，范景中译，杨成凯
校：《艺术的故事》，广西
美术出版社2008年版

击。瘟疫暴发之后，伯里克利的同僚军事指挥官哈陆隆率领的4000名雅典重甲兵，因患上瘟疫，一下子减员1500名，只得返回雅典。由于雅典人面临两重威胁，即内部的瘟疫和外来的侵扰，家园遭到破坏，雅典人慌乱起来了，开始责难他们的政治领导人伯里克利。他们就此进行了深入的分析，追溯根源，认为是伯里克利的专断独行才导致了战争的发生。他们提出了与斯巴达媾和的建议，虽然派出了媾和的代表，甚至派出了使团，但没有成功。这样，绝望的雅典人对伯里克利更加不满。人们粗暴地对待伯里克利，把伯里克利判为有罪。伯里克利被剥夺了职位，还付出了一大笔罚款。

伯里克利为了挽回雅典人对他的信任与尊敬，对他的公民发表了一篇著名的演说。伯里克利试图通过这篇讲演平息雅典人对他的愤怒，并引导他们的思想离开目前的痛苦。雅典人认真地听完伯里克利掷地有声的演说，接受了他的劝告，继续投身到与斯巴达人的战争中去。他们又重新选举他为首席将军。

这个时候，瘟疫还在继续。伯里克利复职后不久，他的妹妹和他的两个儿子先后死于瘟疫。亲人的相继去世使伯里克利陷入极大的悲痛之中。

不幸的是，他本人也难逃厄运。公元前429年，伯里克利死于这种可怕的病魔。临死前，他的遗言是：我对雅典是问心无愧的。

雅典大瘟疫无情地夺去了伯里克利的生命，也结束了希腊历史的"黄金时代"。雅典大瘟疫时期被称为西方文明史上的转折点。历史在这个年头里拐了一个大弯。伯里克利的继任者们继续把与斯巴达的战争打下去，但他们却没有伯里克利的远见卓识和雄才大略。伯罗奔尼撒战争一共进行了27年，强盛的雅典败在斯巴达的武力之下。这是古代希腊世界规模最大的一场战争，而以后发生的真实故事是，伯罗奔尼撒战争不仅结束了雅典的霸权，而且使整个希腊城邦制度逐渐退出了历史舞台。

记疫

祈祷、隔离与共生

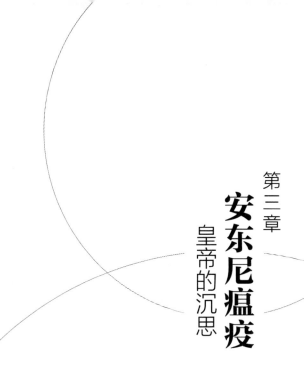

第三章

安东尼瘟疫

皇帝的沉思

每当瘟疫降临的时候，罗马人并不完全听任命运的摆布，他们对求告神灵已经感到不满足。罗马人建立了西方世界最早的医院和国家医疗体系；他们建设城市的供排水系统，改善卫生环境；他们大规模修建公共浴场，使洗浴成为罗马时代的一种文化。

◻ 瘟疫摧毁罗马文明

罗马附近区域一直被看作是瘴疠之区，也就是潮湿的地区，当地人民饱受疟疾的折磨和蹂躏。所以罗马最早的居民为了保持健康，喜欢住在地势较高的地方。那时有过多次可怕的流行病，毁掉了整个城市，瘟疫时常伴有洪水和地震。

在古罗马历史上，有许多为了消除瘟疫而祭祀神灵的记载。据说，人们为了抵御罗马四周荒芜的大平原的热病，曾向女神菲波莉斯和美菲提斯祈祷。人们在埃斯奎来恩、奎利纳和巴拉泰恩地区的菲波莉斯神庙献祭，在埃斯奎来恩的圣树林中还有瘴气女神美菲提斯的神庙。

公元前293年，罗马流行一种瘟疫，其蔓延之迅速和可怕几乎无法制止。罗马人在查询了《西比仑书》之后，决定派代表到伯罗奔尼撒半岛上的埃彼道拉斯向希腊医药之神阿斯克雷庇亚斯求助。在罗马的代表到达埃彼道拉斯并受到隆重接待的时候，发生了一件重要的事：当时人们正在庙堂之中，有一条蛇爬到河边，上了罗马人的船，并进入使者的船舱中。这意味着神已经上了船去救助罗马人。当船回到罗马时，蛇跳到台伯河的一个岛上。为了顺从神的旨意，罗马人在当地修建了一座庙宇，而罗马的瘟疫因此也就停止流行了。

在古罗马时期，传染病的暴发并不罕见。古罗马历史

祈祷、隔离与共生
记疫

学家提图斯·李维（Titus Livius）记载了在共和国时期至少有11次疫病灾难，其中最早为公元前387年。在古罗马帝国历史上，先后有5次造成重大损失并对罗马历史产生重大影响的大瘟疫。

第一次是紧随着79年维苏威火山的爆发，这次火山爆发直接毁灭了赫尔库拉内和庞贝两个城市。接着，可怕的瘟疫当即遍布坎帕纳平原，这是罗马有史以来最严重的一次瘟疫。据当时的记述，因病死亡者每天万余人。当时的罗马皇帝提图斯·弗拉维乌斯·维斯帕西亚努斯（Titus Flavius Vespasianus）尽其所能来减轻这次灾难所造成的痛苦，他不仅表现出一个皇帝的关怀，同时也表现出一个父亲的超然之爱。

但是，提图斯本人也死于这场瘟疫，去世的时候年仅42岁，当皇帝才仅仅一年。后代的历史学家开玩笑说提图斯是罗马皇帝中最幸运的一个，因为时间没有给他滥用职权和纵欲的机会，因而仍然是罗马人"所爱的对象"。

第二次是"俄罗西阿斯（Orosius）疫病"，从125年开始，在发生了一场大蝗灾之后，所有的农作物毁于一旦，接着疫病流行，据说努米底亚境内有80多万人死亡；非洲海岸的迦太基与尤蒂卡，死亡约20万人。

第三次称作"安东尼（Antoninus）瘟疫"，发生在164年至180年，从帝国的东部边疆开始，迅速传播到西部地区，并由被遣往叙利亚镇压叛变的军队带到罗马，166年在罗马暴发。历史学家记述罗马每日有数千人死亡。被感染的以军人为多。根据当时记载，这次瘟疫可能是斑疹伤寒，也可能是腺鼠疫。结合历史资料和现代医学，当时这场瘟疫可能是一起天花、伤寒、麻疹等多种传染病事件。

第四次称为"西普利安（Cyprian）瘟疫"，开始于251年，持续到266年，从其非常容易传染和时常累及眼睛的特征来看，可能是天花。这场瘟疫给罗马及其周围地区带来了严重的灾难。正是在这场瘟疫开始的251年，哥特人大举入侵，罗马军队被打败。

对于这场瘟疫，历史学家爱德华·吉本（Edward Gibbon）在《罗马帝国衰亡史》中说，饥荒之后，一般

［法］普桑的画作《阿什杜德的瘟疫》，再现了安东尼瘟疫时的悲惨景象。巴黎卢浮宫博物馆藏

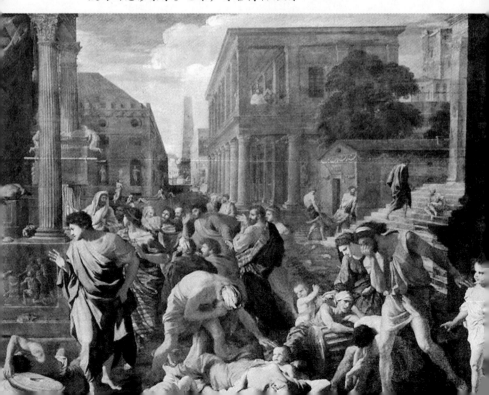

总会继之以瘟疫，这是由于食物短缺和饮食不洁所致。但从250年延续到265年的那次无比猖獗的瘟疫，应该还有一些特殊原因，那次瘟疫毫不间断地在罗马的每一个行省，每一座城市，甚至每一个家庭里肆虐。

吉本还根据历史文献估计了这次瘟疫的死亡人数。从当时亚历山大里亚对居民粮食配给的记录来看，这场瘟疫过后，这座城市减少了一半的人口。

第五次是312年的天花大流行。这次瘟疫在文献上的记载不多，但是给罗马帝国造成的人口损失也是相当严重的。

¤ 哲学皇帝奥勒留的沉思

在罗马的这5次大瘟疫中，发生在164年至180年的第三次大瘟疫正是罗马皇帝马可·奥勒留·安东尼在位时期，"安东尼瘟疫"就是以他的名字命名的。

马可·奥勒留在位期间发生的这场瘟疫，最初是由罗马对安息的战争引起的。162年，安息国王对罗马宣战。此时马可·奥勒留刚即位不久。他派将军小韦鲁斯（Verus）前去征讨安息，结果小韦鲁斯大胜而归。但是，出乎意料的是，小韦鲁斯还带回了一个目不可见的敌人——瘟疫。恶病起初是小韦鲁斯的副将阿维底乌斯（Avidius Cassius）在战争中途发现的，因为蔓延迅速迫使阿维底乌斯赶快撤军到美索不达米亚。据说，最初的感染源于一座刚刚遭到士兵洗劫的寺院金库。当这些士兵返程之时，这种疾病就随之扩散开来。

安息人大为高兴，认为是他们的神替他们报了仇。撤退的军队把瘟疫带到叙利亚，小韦鲁斯凯旋时又带一部分士兵回到罗马，所到之处无不感染。

关于这次瘟疫的性质，现在也没有准确的资料，有的历史学家说是斑疹伤寒或黑死病之类。古罗马医生盖伦（Claudius Galen）说与伯里克利时代蹂躏雅典人的那种病疫相似，病人全身满是黑脓，咳嗽声嘶力竭，呼吸恶臭。据有关文献记载，"安东尼瘟疫"的症状主要包括：剧烈腹泻、呕吐、喉咙肿痛、烫手的高烧、皮肤化脓、手脚溃烂、难以忍受的口渴。

不久，瘟疫迅速扩散到莱茵河沿岸，甚至蔓延到高卢和日耳曼部落，继而传到小亚细亚、埃及、希腊。不出一年，病死人数远远超过了战死沙场的人数，罗马每天死亡2000多人，其中包括不少贵族，每天运出城去的尸体堆积如山。史学家估计总死亡人数高达500万，平均死亡率介于7%—10%，而在城市和军队里很可能为13%—15%。瘟疫使罗马损失了1/10的兵力，罗马本土失去了1/3的人口。各地民众惶恐不安，有些地区的民众逃到丛林或沙漠，粮食无人生产，运输停顿，水灾又淹没大批土地，饥荒继之而来。城市遭到遗弃，村庄被荒废。

这次瘟疫被称为人类历史上十大瘟疫之一。

瘟疫给人类生命和财产造成巨大破坏，这些破坏性因素对于罗马帝国的衰落要比战争和腐化的生活方式产生的影响更为严重。

马可·奥勒留被称为罗马的"五个好皇帝"之一，但他在位的近20年间，正逢罗马帝国的多事之秋，是一个战乱不断、灾难频繁的时期，帝国早已失去了昔日的辉煌。洪水、地震、瘟疫，加上与东方安息人的战争，来自北方的马尔克马奈人在多瑙河流域的进逼，以及内部的叛乱，使罗马人口锐减，贫困越来越普遍，经济日益衰落，整个帝国动荡不安。马可·奥勒留不得不去面对和应付各种各样的纷争。他尽心尽力地履行自己的职责，治理国家，消弭灾害，应对危机，甚至常常御驾亲征，扑灭各种叛乱之火。在他统治的大部分时间里，尤其是后10年，他很少待在罗马，多是在帝国的边疆或行省的军营里度过。

马可·奥勒留不仅是一个著名的皇帝，还是一个很有影响的哲学家。马可·奥勒留从小就表现出探索哲学的兴趣，11岁时，他便有意身着古代希腊与罗马哲学家们常穿的简陋的长袍，模仿他们的生活方式。

在马可·奥勒留活动的年代，罗马帝国风行斯多葛派哲学。斯多葛派认为整个宇宙是一个神，一个心灵，它分配给每一个人以灵魂。人应当摈弃肉体的享受、一切可称为快乐的东西，去完善自己的灵魂。

马可·奥勒留向往这种摈弃感官享受，完善自己灵魂的高尚的生活。他渴望成为一个圣人，一个像苏格拉底那样的哲学家。然而，命运却把他抛到了皇帝的位置，他的志向和他每天面对的事务完全背道而驰。罗素说他是一个悲怆的人，他想引退去一个宁静的乡村生活的愿望始终没有来临。

于是，马可·奥勒留在戎马倥偬之际，鞍马劳顿之中，写成了12卷的《沉思录》。《沉思录》是一部写给自己的书，是他与自己的心灵对话。所以，他把书名定为《给自己》。他坦率地吐露出自己内心的苦恼，以及摆脱世俗事务的纠缠、专注心灵升腾的愿望。每遇到孤独感的来袭，马可·奥勒留依靠自我训诫来使内心凝聚力量，支撑信念。在《沉思录》中，马可·奥勒留始终是一个面对纷繁尘世的孤独者。《沉思录》以其主题崇高、思想纯正被认为是一部西方历史上最为感人的名著。

也许是基于他对身羁宫廷和所处混乱世界的感受，以及对多年战争和瘟疫的理性思考，马可·奥勒留多次谈到生与死的话题。他要求人们不要蔑视死亡，不要轻率地或不耐烦地对待死亡，而应该把它作为一个自然的活动静候它。

他还把人性中的恶比作瘟疫，因为理智力的毁灭就是一场瘟疫，比围绕着我们的大气的任何腐败和变化都更是一场瘟疫。

马可·奥勒留晚年还有一大苦恼，就是如何校正他恶行昭彰的儿子康茂德（Commodus）。但是，在他还没有完成这道难题的时候，马可·奥勒留本人也感染了瘟疫。因为知道自己所患的疾病具有传染性，他拒绝与儿子见面。由于拒绝进食，病情日趋恶化，马可·奥勒留最终于患病后的第7天，病逝于维也纳附近的军营中。

英国作家赫·乔·韦尔斯（H.G.Wells）指出，这场发生在帝国全境的瘟疫，也许与社会生活的解体很有关系，并且为康茂德继位而来的动乱铺平了道路。康茂德继任罗马皇帝，开始了罗马帝国的一个混乱的时代。

历史学家们说，正是这场瘟疫使西方世界产生了一个世纪的混乱。这是罗马历史上的一个"忧虑的世纪"，直接导致罗马帝国"黄金时代"的终结。古罗马帝国逐渐衰落进而崩溃，整个西方文明史发生了一次重大的改变。

¤ "神圣的医生"盖伦

盖伦是古罗马时期最著名、最有影响的医学大师，他被认为是仅次于希波克拉底的第二个医学权威，被称为"神圣的医生"。他被当作古典医学研究的集大成者，对后世医学，包括解剖学、生理学、病理学、药物学和神经学，以及哲学和逻辑学，产生了深远的影响。

有人评价说：盖伦是一个神奇的过渡性人物，对于他那个时代充满神秘气氛的环境来说，他是相当的科学化了，而对于后代的科学家来说，他又显得十分神秘。

盖伦出身于小亚细亚爱琴海边一个建筑师家庭，早年跟随当地柏拉图学派的学者学习，17岁时跟随一位精通解剖学的医生学习医学知识。在古罗马时期，医学被认为是一门实用的科学，因此相对受到重视。盖伦专心致力于医疗实践解剖研究、写作和各类学术活动，一生写了131部著作，其中《论解剖过程》《论身体各部器官功能》两书阐述了他在人体解剖生理上的许多发现。

盖伦继承了希波克拉底的医学理论，并在此基础上有所发展，他擅长的研究领域是解剖学。在罗马时期，人体解剖是严格禁止的。因此，盖伦只能进行动物解剖实验，他通过对猪、山羊、猴子和猿类等活体动物实验，在解剖学、生理学、病理学及医疗学方面有许多新发现。他对人体许多解剖结构的系统描述以及结合解剖构造对血液运动的系统论述，在生物学史上产生了很大的影响。他还对植物、动物和矿物的药用价值作了比较深入的研究，在他的药物学著作中记载了植物药物540种，动物药物180种，矿物药物100种。

有一件事是人们经常提起的。161年，盖伦来到罗马，他通过高超的医疗技术赢得了人们的尊重，并获得了很高的地位。但是，他在罗马只待了4年，164年那次大瘟疫暴发时，37岁的盖伦突然离开罗马。因而人们认为他离开罗马是为了躲避瘟疫。可是，瘟疫已经在各地蔓延，在别的地方就没有瘟疫了吗？

169年的秋天，罗马军队返回阿奎莱亚，瘟疫在军营中泛滥，马可·奥勒留皇帝写信给盖伦，召唤他回来。皇帝称他是最优秀的医生和哲学家。盖伦立即返回罗马，到前线皇帝的营帐中，成为马可·奥勒留的御医。这时正是瘟疫大暴发的时候。实际上他一直在与瘟疫搏斗的前线。但是，第二年春天，马可·奥勒留收到一份报告，称医神反对他任用盖伦为御医，于是他不再聘用盖伦。此后，马可·奥勒留成为大瘟疫的受害者。

马可·奥勒留去世后，盖伦给继位的康茂德皇帝当医生。康茂德皇帝在位期间，189年罗马也发生了一场瘟疫，此时盖伦一直留在皇帝身边。

盖伦在瘟疫的研究上也有一定的创建之功。正是在瘟疫流行期间，他完成了《论治疗的方法》一书。他在其著作中专门谈到霍乱，说霍乱是一种非常急性的严重疾病，迅速使病人因呕吐、腹泻以及大量的分泌而出现脱水，于是就发生绞痛，稍后就发热，如痢疾之发热一样，同时内脏发生危险的变化。当时一个非常有名的哲学家患了疟疾，罗马的许多医生治不好，但是盖伦把他治愈了。于是，盖伦很快受到人们的尊敬，把他看作是奇迹的创造者。

▢ 罗马人的供排水系统和洗浴文化

罗马人是一个乐观的民族。尽管不断发生类似于大瘟疫这样的大灾大难，罗马人还是在坚定地创造着他们的生活，创造着他们的历史。古罗马历史学家阿庇安（Appian）在其《罗马史》中写道，虽然罗马城本身常在危急之中，他们也绝不因为不幸而沮丧。饥馑、时常发生的瘟疫、人民的暴动，甚至所有这些事情同时发生，都不能挫折他们的热忱；直到经过700年胜负不能预测的斗争和危险，最后他们才达成现在的伟大，取得现在的繁荣。

所以，每当瘟疫降临的时候，罗马人并不是完全听任命运的摆布，任由瘟神的蹂躏。他们并没有仅仅停留在对神灵的依靠上，或者说对于求告神灵已经感到不满足，也采取积极的措施，与瘟疫进行抗争，主要采取了以下4种方法。

首先，罗马人建立了西方世界最早的医院和最早的国家医疗体系。罗马是一个中央集权的大帝国，国家的组织首先表现在有常备的军队。为了保持军队的战斗力，罗马帝国已有军医机构；为防止流行病，罗马帝国设有"医务总督"的职位，他们负责举行考试，批准经政府许可的开业医生。

在盖伦之前，生活在1世纪的塞尔苏斯（Aulus Cornelius Celsus）被公认为最伟大的医学作家。他所著的《医学》是最优秀的医学经典著作之一。他主张卫生清洁，伤口必须洗净并涂以食醋、百里香油之类。这些物质有消毒作用。他确定了炎症的4个基本特征：红、肿、痛、热。根据各种疾病把治疗的需求分成三部分：饮食、药物和外科治疗。他首次提到心脏病及精神病，提到用结扎法来止住动脉出血。与他同时代的老普林尼（Gaius Plinius Secundus）所著的《博物志》共37卷，内容极为丰富，包括动物、植物、矿物等，其中第20—32卷是专门讲药物学的。

其次，建设城市公共设施，改善卫生环境，减少瘟疫造成的危害。可以说，瘟疫的肆虐促进了罗马人公共卫生习惯的变化和进步，使罗马在公共卫生方面达到较高的水平。这在罗马的法律有明确的规定。我们在罗马法中可以看到罗马人对公共卫生的注意，在著名的"十二铜表法"中，还禁止在市内埋葬，并指出要注意饮水卫生等。古罗马作家瓦罗（Varro）在其著作中讨论了选择房屋建筑地点的卫生原则。他认为潮湿的地方是危险的，因为在那里可能有小动物生活着。虽然这些小动物是如此之小，人们不能看见它们，但它们却会通过口和鼻孔进入人类的身体，引起严重的疾病。

再次，罗马人进行了大规模的水利工程建设，修建了城市的水道、下水道和浴场。其中最重要的是排出了城市中的池沼，并且建筑了马克西马暗沟。他们用挖掘小沟和堆积石块的方法，消灭地表和地下的池沼。公元前6世纪，罗马城使用岩石衬砌的渠道系统，将暴雨径流从罗马城排除。渠系中最大的一条渠道的截面为3.3米×4米，从古罗马城广场通往台伯河，称为"最大下水道"。这个渠系在进行扩建时加了封盖。公元前398年，罗马人建筑了阿尔班湖的排水道。这些工程使帝国时代罗马地面的卫生情况大为改观。

早期的排水渠工作是由检察官兼管，从奥古斯都（Augustus）时期开始由专门的地方官管理。与此同时，罗马人还对沟渠的管理制定了严格的法律。

从古代起，罗马的当权者就十分注意用水管供应水。罗马人认为，一个城市在没有巴台农神庙之前应该先有清水。以前，人们一直饮用台伯河的水。公元前300年，检察官克劳底乌斯（Appius Claudius）修建了一条七八英里长的水管，从普利内斯提地区把水送到罗马。以后，罗马人又接连修建了多条水管。供水系统的水源是罗马城周围的河流、湖泊和泉水。有些水源距离较远，如公元前

144年建成的梅西亚输水道长达62千米。水先贮存在城市周围200多个大大小小的水库和池塘中，然后通过输水道从不同的高度进入罗马城，以满足城市用水需要。除供给必要的生活用水外，还要为公共浴室和公共喷泉供水。输水道除常规渠道外，许多地方还采用了虹吸管、隧洞和连拱支撑的石质渡槽。109年修建的图拉真水道的最高处距地面达33米。砖砌或石砌渠道一般宽0.3—1.5米，高0.6—3.0米，渠顶有盖板，以防渠水受到污染。每隔75米左右设有通风口和检查孔。此外，有些输水道还采用了铅管、陶管或石管等。

到罗马帝国时期，罗马城有14条供水管线，构成了完善的城市给水系统。到4世纪，罗马城有54条水管，其中13座高架管道，向城里运送7.5亿升优质泉水。每天，从远处的清泉，越过无数隧道，越过壮观的拱桥，源源不断地为城里居民提供清洁的饮用水和浴池用水。当时有一套具体的分水配水方法，人们需要根据用水情况缴纳水费。

古罗马引水渠是罗马人生活不可或缺的一部分，在罗马人心目中，数量众多、供水量巨大的引水渠，与金字塔和希腊神庙相比绝不逊色。

当时有人描述罗马说，大量的水运进城区，使大街小巷的水管如同真正的河流。几乎每家每户都有蓄水池、水管和喷泉。老普林尼认为，引水沟渠是罗马最伟大的成就。

在罗马帝国时期，罗马全境建有引水渠，目前罗马城内外保留下来的引水工程遗迹，主要属于这一时期，重要的有罗马东部乡间的克拉蒂亚水渠、安德尼勒斯水渠及舍格比亚、阿斯奔得斯引水渠。

最后，罗马人建造了浴池。罗马古代的浴池有台伯河的冷浴池和被称作公共浴池的大浴池。后来，当希腊和东方风俗传到罗马时，罗马人开始在住所内建筑私人浴池。尤其罗马帝国时期，沐浴成为上层社会必不可少的享受和活动。再后来则由国家或皇帝以及有钱的公民建筑规模宏大的公共浴池。这种公共浴池最多时有800多处，有的浴池可以供几千人同时沐浴。

罗马人的浴池修建得非常精巧漂亮，成为一种功能、结构和施工技术最复杂的大型建筑工程。皇家浴场除水温冷暖不同的各种浴室外，还增设图书馆、讲演厅、游艺室、运动场、小剧院、商店和健身房等。洗浴的人，无论贫富贵贱，一律脱得精光，涂好香油，也许还稍加锻炼后，在干蒸汽室里蒸得浑身冒汗，最后进入罩有穹顶的主"热浴池"。罗马人到这些浴场不仅是为了洗浴，也是为了进行社交活动，在这里闲谈、交流信息、娱乐。

据老普利尼记载，1世纪时，在帝国的领土上有好几百座公共浴场，其中在罗马规模较大的就有11座。卡拉卡拉浴场是最豪华的一个。2世纪初，叙利亚建筑师设计的图拉真浴场确定了皇家浴场的基本形制：主体建筑物为长方形，完全对称，纵轴线上是热水厅、温水厅和冷水厅；两侧各有入口、更衣室、按摩室、涂橄榄油和香水室、蒸汗室等；各个厅室按健身、沐浴和休闲的功用以顺序排列。锅炉间、储藏室和奴隶用房在地下。浴场地下和墙体内、拱顶内设有管道通热气和烟以取暖。

　　洗浴成为罗马时代的一种文化，成为古罗马的一个有代表性的生活方式。这种讲究卫生的生活方式对于增进人们的健康和抗御瘟疫有积极作用。大多数罗马人都很喜爱浴场，罗马人这样说：浴池、醇酒和美人腐化了我们的躯体，但这些又何尝不是生命的一部分呢？

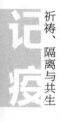

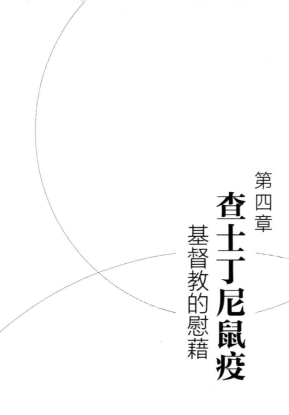

第四章

查士丁尼鼠疫

基督教的慰藉

大瘟疫的流行，传统的医学缺乏医疗效力，必然使人们更加渴望神力的干预。传统的神灵并没有能有效地抵御疾病和死亡的蔓延，人们非常盼望能够获得一种更加有效的神灵保护，因此，正是由于这次大瘟疫，为基督教会成为欧洲的强大势力创造了有利条件。

✿ 君士坦丁堡的"恐怖征兆"

476年，西罗马帝国遭遇着前所未有的内忧外患，本已摇摇欲坠的帝国大厦，在强悍野蛮的日耳曼人冲击下终于灭亡。从这时起到14世纪末文艺复兴开始的时候，世界历史进入到中世纪阶段。人们把这一历史时期称为"黑暗时代"。

对于这个历史上的"黑暗时代"，英国作家韦尔斯在《世界史纲》中说，这个时代不仅是战争和抢劫的时代，而且是饥荒和瘟疫的时代。世界上还没有有效的卫生设备，这时的人口迁徙必然破坏了已建立起来与环境相称的卫生状况。

在中世纪里，瘟疫成为人类最危险的敌人，成为那个时代人们所经历的最恐怖的事件。历史学家考证认为，在6世纪中叶到8世纪中叶的200多年里，在地中海地区，几乎从没有出现过瘟疫完全销声匿迹的情况。仅仅根据现有的文献记录，有据可查的瘟疫发作就有几十次。

中世纪最重大的一次瘟疫发生在541年。在这次大瘟疫之前，512年，维苏威火山大爆发，继以一系列的地震，严重地破坏了爱琴海上的岛屿。526年的一次大地震，彻底摧毁了安条克城，在地震中死亡了30多万人。最后，在541年，一场前所未有的大瘟疫在君士坦丁堡暴发了。

君士坦丁堡是东罗马帝国的首都，位于欧洲和亚洲的交界处，三面环水，陆地一侧建有城墙，是一座难以攻破的城市；扼黑海咽喉，海上贸易发达，为中世纪东西交通要道，全世界船只云集于此，马克思称之为"沟通东西方的金桥"；经济发展十分迅速，是当时世界的商业都城，街道两旁店铺林立，各种商品交易极为兴旺。在此后的数个世纪里，君士坦丁堡一直是拜占庭文明的中心。

但是，这座繁荣富庶的大都市，东罗马帝国的都城，在541年的大瘟疫中遭受了致命的打击。这次大瘟疫流行时值东罗马帝国的查士丁尼王朝，此次大瘟疫便以"查士丁尼瘟疫"之名载入医学史册。这场瘟疫所造成的灾难性后果远远超过雅典大瘟疫和罗马帝国的安东尼瘟疫，其空前的死亡人数只有14世纪席卷欧洲的黑死病可与之相比。

瘟疫在城里肆虐横行，给居民造成巨大的苦难。当时的历史学家和医生普罗柯比（Procopius）详细地记录下瘟疫的进展和病象以及恐怖景象。病人染病前有时能见到一些精神错乱的幻境。但绝大多数人，只是忽然感到有点轻微的发热，并没有大难来临的迹象。而在以后的一两天内，腺体、鼠蹊肿大，便宣告了瘟疫的来临。病人一般在第5天便死亡了。

当时的医生也是全力救治遭受瘟疫袭击的人们。但是，正如普罗柯比所说的，即使君士坦丁堡的医生技术高超，也充满了热情，但疾病的复杂症状和顽固性却使他们束手无策；同样的治疗方法可以产生完全相反的效果，这种变化不定的情况使他们无法预测病人可能死亡还是康复。医生们不顾个人安危勤勉地照顾病人，使他们免于孤独和绝望，但他们却也是无力回天。瘟神在大口大口地吞噬着君士坦丁堡居民的生命。

　　瘟疫的暴发是对人性的极大考验，亲身经历这场瘟疫的人，仿佛是经历了一场生死炼狱。教会历史学家、《圣徒传》的作者以弗所的约翰（John of Ephesus）当时正在君士坦丁堡。作为这场大灾难的见证人，他和修昔底德一样，根据自己的亲身经历，记录了541年至543年瘟疫第一次大暴发的情景，在他笔下城市如消亡一般停滞：有时当人们正在互相看着对方进行交谈时，就开始摇晃，然后倒在街头或家中。当一个人手里拿着工具，坐在那儿做他的手工艺品时，他也可能会倒向一边，灵魂出窍。一个人去市场买一些必需品，当他站在那儿谈话或者数零钱时，死亡突然袭击，商品和货款尚在中间，却没有买者或卖者去捡拾起来。墓地用完之后，大量的尸体被送到海滩，被船只抛进大海。

　　面对瘟疫的肆虐和死亡的威胁，约翰和他的同伴决定逃离这座城市，去寻找一个安全的地方。但是，不论他们逃到哪里，瘟疫总是接踵而至。直到最后，他们再也无处可逃了。在寻找安全避难所的亡命之旅中，约翰目睹了瘟疫如何以摧毁城市同样的残暴摧毁了乡村。他们看到了荒无人烟的呻吟着的村庄。地上铺满了尸体，路边的补给站一片漆黑，孤寂与惊骇充斥着每一个碰巧走近又离去的人的心。被人遗弃的牲畜四散在山间徜徉，无人看管。在每一个瘟疫肆虐的地区，人口都会急剧减少，并由此产生大量荒弃的耕地。有时，瘟疫会在一年之内席卷无数的城镇和村庄。

据记载，君士坦丁堡的瘟疫流行了4个月，其传染最强的阶段持续了大约3个月，死亡率持续上升，后来死亡人数高达每天5000人，最多时甚至达到每天10000人或更多。一个世纪以后，君士坦丁堡由一个拥有50万人口的大都市变成了一个不足10万人口的小城。

突然的大量人口死亡，埋葬的速度远远赶不上死亡的步伐，于是许多人暴尸街头。瘟疫在整个帝国的土地上蔓延，吞噬着生活在这块土地上的居民。按照历史学家吉本的说法，某些地方在经过了几个世纪以后，人口密度始终无法恢复到瘟疫发生以前的水平。

¤ 鼠疫大扩散

这次瘟疫，后来人们的研究表明，主要是鼠疫的流行。这是已知的历史上第一次鼠疫的大流行。

这次瘟疫最初出现在埃及，第一个发生瘟疫的城市是地中海港口城市培琉喜阿姆。之后不久，迅速传播到亚历山大港，继而发生在君士坦丁堡以及罗马帝国全境。

当时，东非的港口城市与东罗马帝国的海上运输十分频繁。这种运输主要与象牙贸易有关。象牙是东罗马帝国所需的最为昂贵的日用品之一，而非洲东部地区现今的肯尼亚、坦桑尼亚一带是东罗马帝国所需象牙的唯一产地。在这次瘟疫暴发前，东罗马帝国每年从非洲东部地区进口象牙多达50吨，相当于每年要扑杀5000头大象。由于大量的象牙贸易，来往于东罗马帝国和非洲的船只十分频繁，正是它们把带着鼠疫病菌的大量老鼠带到了罗马帝国的疆土，任由它们泛滥起来。商船带回来的不只是象牙，还有死亡和悲伤。

这次大瘟疫不仅严重地侵袭着东罗马帝国首都君士坦丁堡以及帝国的广袤领土，而且在世界上的许多地方大面积地蔓延。罗马士兵们把瘟疫带给了波斯人，而在这次瘟疫首次大暴发的半个世纪以后，又传播到中国。

阿拉伯地区在这个时期同样遭受到瘟疫的袭击。据《古兰经》和历史文献记载，在6世纪40年代，瘟疫在也门暴发。当时也门是阿拉伯半岛上的主要势力，而正是从这次瘟疫袭击以后，也门的势力开始衰落，阿拉伯的主要力量转移到麦地那地区。《古兰经》认为这次瘟疫是上天降下的，黑色的皮肤疖子则是上帝派遣的"飞着的生物"扔下的"烤过的黏土"。

瘟疫也给不列颠群岛造成极大损害。在不列颠岛上暴发的瘟疫是经由船只从法兰西西南部或可能是从地中海地区登陆的。当时正是地中海和不列颠岛之间贸易往来十分频繁的时期，因此，地中海地区流行的瘟疫有许多机会得以进入不列颠群岛。有的研究者指出，有两个地方可能是瘟疫在英国最初的登陆地点：廷坦格尔和坎特伯雷。廷坦格尔传说是亚瑟王的发祥地，在5世纪与6世纪上半叶，一度是皇室要地，同地中海地区在商业和文化上联系十分密切。但是，从6世纪中叶以后，廷坦格尔却被人们弃置了。造成这一局面的祸首就是这次瘟疫。坎特伯雷一度是繁荣的港口城市，但是也在6世纪中叶突然荒废了。在瘟疫肆虐时，有许多和它一样的定居地变得人烟全无，许多城镇和乡村被弃置而成为废墟。

在威尔士民族史诗《玛比诺吉》中，讲述了一个"荒原"的故事，故事说一场有魔力的尘土突然降临，大地上变得一无所有了。在所有的麦穗都被一支老鼠大军从麦秆上偷走以后，人们面临着饥荒的威胁。最后，这个故事说，这种"荒原"现象是由一个可能代表着死亡的邪恶男巫师所引起的，这个巫师叫做"老家伙"。

据现代英国学者戴维·基斯（David Keys）考证，中世纪传说中关于"荒原"的意象，就是指6世纪的大瘟疫。

✿ 罗马帝国中兴梦碎

6世纪的这场"查士丁尼瘟疫"被认为是历史上十大瘟疫之一，它发生在东罗马帝国的查士丁尼皇帝在位期间。

当年西罗马覆灭后，东罗马帝国依然存在。东罗马帝国的统治中心在巴尔干半岛，其疆域还包括小亚细亚、叙利亚、巴勒斯坦、埃及、美索不达米亚以及外高加索的一部分。帝国初期，手工业和商业发达，城市繁荣，农业上隶农制占优势，依然具有强大的实力。在西罗马帝国灭亡后的第7年，即483年，查士丁尼出生，他生在托莱索（在今南斯拉夫境内）的一个农民家庭。他是东罗马帝国皇帝查士丁一世的侄儿。靠着叔叔的帮助，查士丁尼迅速升至皇帝的助手；查士丁一世去世后，查士丁尼于527年成了东罗马帝国的皇帝。

在罗马帝国的历史上，查士丁尼皇帝是一位有作为的君主，是一个有雄心壮志并且富有组织能力的人。查士丁尼励精图治，反对政府里的腐败作风，鼓励发展商业、工业，并大兴土木，建筑城堡、修道院和教堂，君士坦丁堡宏大而美丽的圣索非亚教堂，就是其中的一座。查士丁尼特别以编纂《查士丁尼法典》而闻名，这部法典是罗马帝国立法创造性的结晶，同时也是欧洲大部分国家法律发展的基础。在查士丁尼38年的统治生涯中，帝国政府机构、法律和经济发展都有了巨大的进步。

美国学者拉尔斯·布朗沃思（Lars Brownworth）在《拜占庭帝国》一书中提到，很少有皇帝像查士丁尼这样，为自己帝国霸业如此鞠躬尽瘁，他时常深夜在迷宫般错综复杂的巨大皇宫中来回踱步，这个场景已经习以为常，那些皇宫的仆人为他们的皇帝起了"无眠者"的称呼。

查士丁尼雄心勃勃，把自己看作是罗马帝国的后继者，力图收复已经失落的西罗马帝国的疆土，恢复古代罗马帝国的伟大和辉煌。经过多年的东征西讨，查士丁尼成了整个意大利、西北非洲和西班牙沿岸地区的主宰，一时间地中海又成了"罗马人"的内湖。可以说，查士丁尼恢复古罗马帝国，实现帝国中兴的梦想已经部分地得到了实现。

但是，正在他踌躇满志地实现他的梦想的时候，大瘟疫扫荡了东罗马帝国以及整个欧亚大陆。

面对瘟疫的灾难，查士丁尼心力交瘁。他极力组织人力和调拨财力参与抗击瘟疫。查士丁尼命令大臣负责安排处理尸体和救济病人的工作，并且告诉他们尽可能取用必需的黄金。

拜占庭帝国从罗马继承下来了最重要的公共服务体系，皇室用自己的钱去资助大量的救济慈善机构，为朝拜者修建驿站、为穷人建立济贫院、为病残者建立医院、为老年人建立托老所。在大瘟疫期间这些机构都发挥了重要作用，但同时也承担了巨大的压力。医生则感到持续的疲惫不堪，始终处于极为艰难的状态。由于这个原因，所有人对他们的同情不亚于对病人的同情。不是出于看到他们受到近距离接触瘟疫的威胁，而是出于理解他们经历的事情极度艰难。

由于缺乏有效的方法阻止瘟疫的蔓延，因此在处理尸体上只能采取一些简单原始的措施，不断挖坑深埋那些无人认领的尸体。当城内再也无处掩埋时，人们登上了金角湾的锡卡要塞，向城外的荒野抛尸，并很快形成一个巨大的尸堆。日子一久，尸体发出的腐臭随风吹遍全城，令城中居民痛苦不堪。最后查士丁尼皇帝决定修建几座巨大的坟墓，每座坟墓可容纳5万具尸体。

《复活节编年史，284—628年》记载，如此众多的人死于所说的这种瘟疫，致使人们只能将运尸板车套在不会说话的牲畜身上，然后把尸体扔在上面；当运尸的骡子被累死时，车子也就翻倒了，到处都像这样乱七八糟。当墓地都被占满时，甚至连干涸的池塘也被填满了尸体。

查士丁尼本人也在瘟疫流行时染病，所幸得以康复。不过，查士丁尼染上瘟疫也使得各种觊觎皇权的势力乘机行动，政治阴谋随即而起。据普罗柯比说，由于拜占庭城中流行瘟疫，查士丁尼身染重病，甚至有人说他已病死于瘟疫。谣言一直传播到罗马军营，一些军官说，如果有人擅自在君士坦丁堡拥立像查士丁尼一样的人为皇帝，那么他们绝不承认。查士丁尼病情好转后，军官们互相指控，推卸责任。

这次流产的宫廷阴谋起源于皇帝查士丁尼感染瘟疫，终止于他奇迹般的康复。此后，一批文臣武将，包括战功赫赫的贝利撒留都因卷入其中而受到惩罚。

这场大瘟疫造成东罗马帝国乃至整个地中海世界的人口大量减少。整个漫长的瘟疫肆虐期内，全帝国的人口大致损失了20%—25%。随后的几十年里，又有6次以上的间歇性发作。因此即使是最乐观的估计，人口损失也在40%以上。据相关资料统计，7世纪初，地中海世界的人口总数仅相当于上一个世纪初的60%。

人口大量减少和耕畜的大量死亡，致使粮食在收获季节无人收割，破坏了乡村的经济，从而在帝国境内出现了饥荒。一些病人的死亡并不单纯是因为疾病，更主要是因为缺少食物，以致饥饿而死。

瘟疫重创了帝国经济。由于城市人口大量减少，商业产品需求量下降，整个帝国的国民生产总值至少减少了10%—15%。此外，地震还特别频繁，有十几个城市几乎全在地震中毁灭。

根据普罗柯比的说法，拜占庭帝国的正常秩序和社会生活受到严重干扰。大部分政府邮政服务和公路驿站系统完全关闭，手工业的工匠全都停止了工作，城市工商业活动完全停止，放弃了交易，整个城市陷于瘫痪状态，原本繁华的君士坦丁堡完全变成一座死气沉沉的城市。帝国行政管理体系陷于瘫痪，由此导致的哄抢偷盗等各种暴力活动急剧增加，对公众道德产生了灾难性的后果。政府一度动用军队分发救灾资金，极力安抚民众，但是，瘟疫的传播很快破坏了官方的赈济活动，动摇了民众的信念，甚至在首都出现大规模骚乱。

疫病流行时正值帝国对波斯人作战期间，大量士兵病倒、死亡使得军队作战连连失利。后来波斯人和蛮族人也受到瘟疫的袭击，双方被迫停战。瘟疫造成兵源大量短缺。鼠疫暴发前，查士丁尼保有大约65万人（包括辅助兵员）的庞大军队。由于人口锐减，在查士丁尼去世时，东部边境的军队已不足15万人。先前的帝国军队出征，人数通常保持在2.5万—3万人之间。但到了7世纪初，已经很难派出一支超过万人的军队。

所以，565年查士丁尼去世时，这个中兴的大帝国好像气泡一样很快就破灭了。

历史学家吉本说，战争、瘟疫和饥馑这三重灾祸同时降临，人口数量的明显减少成为查士丁尼统治时期的一个极大的污点。

长期的征战耗尽了国力，导致财政枯竭，瘟疫又给了疲惫的帝国致命的一击。帝国力量的削弱给外族以入侵之机。568年，查士丁尼死后3年，他所征服的意大利遭到了一个凶悍的日耳曼新兴部族伦巴德人的侵犯。东罗马帝国最终失去了意大利。因为在此时意大利几乎成为一片荒地，伦巴德的历史学家们断言，伦巴德人来到了无人之境。意大利文明的毁灭适值这个时期。查士丁尼死后100年内，帝国丧失的领土多于它占领的。查士丁尼的辉煌业绩都淹没在"黑暗时代"的夜色之中。

❑ 基督教的崛起

大瘟疫的流行，传统的医学缺乏医疗效力，无法对付这些灾难，必然使人们更加渴望神力的干预。传统的神灵并不能有效地抵御疾病和死亡的蔓延，人们非常盼望能够获得一种更加有效的神灵保护，去崇拜"伟大的医疗者"基督以及乞求上帝的恩赐，并且能在以后的生活当中获得更多生存的希望。因此，正是这次大瘟疫，为基督教会成为欧洲的强大势力创造了有利条件。

美国历史学家威尔·杜兰（Will Durant）说，贫穷常常使医学和神话结合在一起，因为神话是免费的，而科学却是昂贵的。

我们从教会史上看到，正是在6世纪后半期，也就是这场大瘟疫之后，基督教会的势力迅速崛起。

麦克尼尔指出，基督教是一套完全适应于充斥着困苦、疾病和暴死的乱世的思想和感情体系。在《圣经》和古代犹太文献中，关于瘟疫流行的记载有多处。例如在《圣经》中，"瘟疫"一词的出现次数高达60余次。《圣经》认为神直接降下疾病作为惩罚和训诫。上帝的臣民需要虔诚地欣然地接受所有的痛苦。对天赐痛苦的最虔诚反应就是守苦一生。

在罗马帝国早期，基督教还处于非法的状态，受到镇压和迫害。直到君士坦丁皇帝皈依了基督教，它才获得了合法的地位。但是当时基督徒在帝国人口总数中还不到1/5。380年，提奥多西一世（Theodosius I）要求帝国的所有臣民信奉基督教，基督教在罗马帝国范围内占据了主导地位。在6世纪中叶的大瘟疫之后，基督教的势力得以迅速发展。到6世纪末，教皇则拥有了最高的政治地位，被称为"伟人"。

瘟疫引发强烈的社会恐惧情绪，导致普遍的绝望心理，严重地扰乱了已有的观念。《复活节编年史，284—628年》记载，瘟疫流行使得所有家庭门户紧闭，没有人再举行葬礼了。为当时人所理解的价值观念，包括是非、善恶、生死等被无法理解的死亡恐惧改变着，通常流行的伦理道德也受到冲击。

基督教会把大瘟疫归于上帝的惩罚，认为人类违背了上帝的意志。基督教会大力宣扬所谓的"神迹"能去除病人的苦难。在基督教的宣传中，他们的"拯救"，不但灵魂能够得救，同时在这"拯救"里面，疾病能得以医治。耶稣说，当世上有许多瘟疫和疾病出现时，那显示这正是他重返世界的时候。

同时，基督教传道者警告人们，不信奉基督教的人在来世将罹受永恒之火的煎熬，其信徒则可得享永恒的福祉。可以想象，在一个恐怖的年代，基督教的这些教义赢得了众多信徒。在6世纪的大瘟疫期间，基督教的这些教义得到广泛宣传。

美国历史学家爱德华·伯恩斯（Edward Burns）等人编著的《世界文明史》说道：在政局极度动荡、经济状况非常困难的时期，人们开始把尘世生活视为虚幻，同时寄希望于来世，是完全可以理解的。

大批的修道院也是在这个时期建立起来的。早在基督教初创时期，基督徒就做了很多救治病人的工作。他们建起小旅店，用以庇护朝圣者，这里也同时成为医院。第一座大型基督教医院是在370年建成的，西方第一所医院于400年在罗马建成。

在爱尔兰，第一批真正重要的教堂和修道院就在瘟疫发作期间和瘟疫过后不久建立起来。在《复活节编年史，284—628年》中记载的有建于546年的德利修道院、543—548年的科龙马克诺伊斯修道院、557年的班格尔修道院和562年的科龙菲尔特修道院。虽然爱尔兰贵族正式成为基督徒已经有两三代人了，并且也修建过一些小教堂，但是，正是在这次大瘟疫中及以后修建的教堂才首次出现在《复活节编年史，284—628年》的记录中。596年，教皇格里高利一世（Gregory I）命令40名修道士到不列颠，这批修道士先争取国王带领国人到大河里受洗入

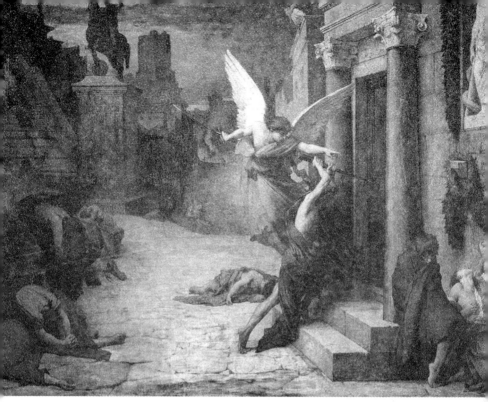

被瘟疫侵袭的罗马城。法国画家居勒-埃里·德洛内于1869年所创作的油画《被瘟疫侵袭的罗马城》。巴黎奥塞美术馆藏

教，然后建立修道院，定居下来。

瘟疫在杀死不计其数的人口，毁灭无数生灵的同时，也使得宗教的一些方面发生了根本性改变。由于城市面对着大规模的死亡，在瘟疫所带来的大量恐怖现象的煽动下，一种新的大众对圣歌的应唱日渐兴盛起来。祈祷和朝圣不再是个体的行为，城市里所有的人都开始进行朝圣。朝圣成了大规模的集体活动，成千上万的市民在绝望中走上数英里，希望能在对付瘟疫时获得神的帮助。这种活动在6世纪中期以后广为流行。但是，和在历史上多次出现的情况一样，在这个大瘟疫时期，各种谣言和江湖骗子也

泛滥起来。格雷戈里（Gregory）在《法兰克人史》中提到，在587年和590年，在法兰克接连出现了假先知、假圣徒甚至假救世主。在瘟疫流行的这一年，都尔来了一个人，他自称比普通人高明伟大，有能力制造许多奇迹。一群乡民带着双目失明的人和身染疾病的人蜂拥而来，而他与其说给他们治病，不如说是教给他们一些妖术，以此进行欺骗。好些人在他的折磨下丧失了生命。后来他的骗局被发现，被驱逐离开都尔地区。

格雷戈里还讲了几个这样的骗子的事例，他指出，有许多人靠着经营这种骗术，一直不断地把单纯的人引入歧途，他认为上帝在《福音书》里亲自谈到了这些人，他说最后假基督、假先知将要起来，显大神迹、大奇事，甚至将选民带引到错误中去。

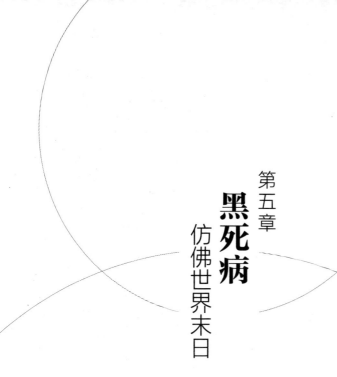

第五章

黑死病

仿佛世界末日

人们已经认识到这场瘟疫的传染性，很多文章建议居民：快逃，远逃，慢回！防治鼠疫的出版物、防疫法律、传染病医院、卫生局……如雨后春笋般涌现。

与此同时，正是在黑死病流行之后，神学的光芒逐渐褪色，人的意识和生命的尊严开始彰显。

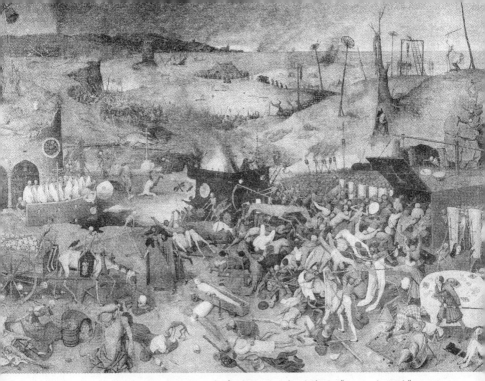

尼德兰画家彼得·勃鲁盖尔1562年创作的《死亡的胜利》，
讲述的就是黑死病。西班牙马德里普拉多博物馆藏

✿ 杀死欧洲 2400 万人口

14世纪是欧洲中世纪漫漫长夜中最黑暗的时代。文
化史家雅各布·布克哈特（Jacob Burckhardt）在《意
大利文艺复兴时期的文化》中指出，整个中世纪的后半
期，全欧洲由于瘟疫、战争、洪水和地震的预言而战战兢
兢。另有一位历史学家则这样写道：世界显得天昏地暗，
似乎只有最后的审判才能解决这一切危难。

对于欧洲人来说，14世纪下半叶他们真的经历了这

个"最后的审判"。一场前所未有的大瘟疫，使他们进入到最黑暗的世界，使他们仿佛走到了"世界的末日"。这就是1348年暴发并且席卷整个欧洲大陆的大瘟疫。

当时瘟疫病人的一种症状，就是皮肤上会出许多黑斑（因为病人血管会破裂，造成内出血与皮下淤血），所以这种特殊的瘟疫被人们叫做"黑死病"。"黑死病"的名称，一般认为来自1348年。这个名称反映了人们对这种可怕疾病的恐惧：在人们的想象中，一个人骑在一匹黑马上，一个黑色的巨人伴随着，他的头伸到了屋顶上面。恐惧总是和黑色联系在一起。

后来人们研究认为这种黑死病其实就是鼠疫。当时肆虐欧洲的鼠疫分为腺鼠疫和肺鼠疫两种。因跳蚤叮咬而感染上的是淋巴腺鼠疫，病人的腹股沟或者腋下会出现很大的肿块，继而转为坏疽。随后，病人的四肢也会出现黑色斑点，接着出现的症状便是腹泻不止，3—5天内便会丧生。肺鼠疫是因呼吸感染而致，患病者在3天内便会因肿胀甚至咯血而死。

这是继查士丁尼时代暴发鼠疫之后，鼠疫在世界范围内的第二次大暴发。直到今天，这场大瘟疫仍毫无疑问是欧洲历史上的最大灾难，其破坏性之大超过了任何一次战争或自然灾害。

一个个活生生的人从开始感觉不适到变成死尸有时竟然短至两三个小时，死亡就像影子一样和人们时刻相随。据说，一个医生可能会在病人床边染上这种病，还没来得及离开房间就已经死了。

在英、德、法等语言中，当时均用由拉丁文"pestis"演变而来的"pest"一词来称呼这次大瘟疫。由于黑死病是一种极为凶险的传染病，传播非常迅猛，于是在讲罗曼语和日耳曼语的国家和地区，很多地方在房屋的墙上触目惊心地写上了一个大大的"P"字——警告、提醒路人，此屋住有黑死病人，要小心迅速躲开。就像黑死病会传染那样，在墙上写"P"字的做法仿佛也会传染似的：一座又一座房屋的墙上，一个街区又一个街区的屋墙上，均出现了一个个黑黢黢、瘆人的大大的"P"！

一位当时的编年史家记载那时发生的可怕情景：很多地方，沟渠被挖得很宽，很深，而死尸就被扔于此，用一点儿泥土盖着；就这样，一层又一层的，直到沟填满了；然后另一道沟渠又被开始挖掘了。而他用自己的手，在同一道沟渠里埋了自己的5个孩子。许多死人没有被埋好，以致狗把他们挖出来吃。不管一个人失去了什么，再也没人敲丧钟，也没有人哭，因为几乎每一个人都在期待着死亡。人们说而且相信，这是世界的末日。

在这场灾难平息后，人们心中的噩梦并没有随之消失。仅就瘟疫本身来看，它已是极大的祸害，但它还同时是一系列灾难的预兆：复发的流行病、灾荒、战争、政治混乱和社会骚动。不仅如此，在随后的300多年间，黑死病仍然在欧洲周期性地暴发。例如，在1350年至1430年间，佛罗伦萨竟有7次为瘟疫所困。

这次黑死病的最大暴发期在1348年至1353年的5年间。据估计，黑死病夺去了2400多万欧洲人的生命，约

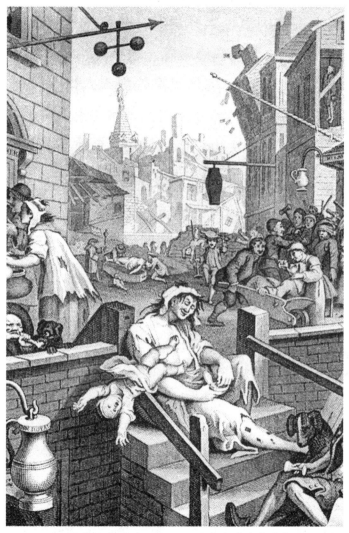

因黑死病暴死街头的人们。此图采自［英］弗朗西斯·艾丹·加斯凯著，郑中求译：《黑死病（1348—1349）：大灾难、大死亡与大萧条》，华文出版社2019年版

占当时全欧洲人口的1/4。有人提出，意大利的城市居民损失了40%—60%，英国的370万人口降到220万。一位挪威历史学家研究认为，1347年欧洲有8000万人，6年后锐减到3000万。此后300年间，黑死病还多次发作，总共夺去了大约2亿条人命。

这次黑死病大瘟疫的直接历史背景，是在13世纪上半叶，蒙古军队先后发动了三次大规模的西征。在近半个世纪中，蒙古帝国以蒙古大漠为中心，通过三次西征，以及对中国内陆地区包括金朝、西夏以及南宋王朝的征服，把欧亚大陆的大部分地区纳入蒙古帝国的版图，形成了从东到西的庞大的蒙古汗国。蒙古人的西征，一直抵达多瑙河、波罗的海和地中海。

经过多次的征战，民族的疆域被打破，文化的藩篱被拆除，贸易的道路通畅了。美国学者杰里·本特利（Jerry Bentley）和赫伯特·齐格勒（Herbert Ziegler）在《新全球史》一书中指出：在1000年至1500年间，东半球各民族在旅行、贸易、交流和互动方面比以往任何一个时期都更为频繁和密切。蒙古以及游牧民族所建立的庞大帝国为这一跨文化交流互动提供了政治基础。当他们征服并平息了广大地区时，游牧民族为过往的商人、使者、传教士以及旅行者提供了安全的通道。除了草原游牧帝国之外，航海技术的改进也带来了印度洋和南中国海上交通的增加。

交通道路的畅通，人员往来的频繁，也为鼠疫的传播打开了畅通的大通道。连通东西方的贸易通道却成为了传

祈祷、隔离与共生

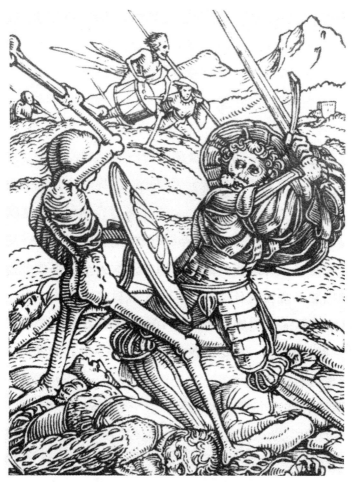

瘟疫化身为骷髅与士兵作战。此图采自［英］弗朗西斯·艾丹·加斯凯著，郑中求译：《黑死病（1348—1349）：大灾难、大死亡与大萧条》，华文出版社2019年版

播黑死病的死亡之路。特别是蒙古大军东征西战，使得鼠疫杆菌等致病微生物轻易地穿越河川等天然屏障，造成东西方传染病模式等再度失衡，引发了欧亚大陆上新一轮的疫病大流行。

关于这次大瘟疫的传播路线，意大利医学史家卡斯蒂廖尼（Arturo Castglioni）在其《医学史》中介绍说，这次鼠疫大约在1333年，最初发生于亚洲内地，后由于通商而传布到印度及其他国家。其主流经克里米亚和黑海到君士坦丁堡，然后由美索不达米亚和阿拉伯商人做媒介传入埃及，及至1346年末1347年初，中亚、埃及和欧洲南部各地全被此灾祸所笼罩，随后又势不可挡地蔓延到西西里、意大利和法国南部。在1349年又经过荷兰、法国传播到英国、德国和波兰，到1351年至1352年又传到俄国。及至1353年欧洲虽仍然时有发生，但已无大规模流行，也不那样猛烈。1357年出现于布拉班特及多瑙河流域，1359年佛罗伦萨再度受灾，1360年传到亚威农。

关于这次大瘟疫的起源，有一种说法认为，1346年蒙古人西征，从蒙古大草原中带去了黑死病。蒙古人在围攻黑海畔的卡法城时，久攻不下，自己的士兵却一个个病倒了。这时，攻城的将军心生一计，下令将病死士兵的尸体用弩炮射到城中去，鼠疫在城中流行后，这个城便不攻自破了。这一恶毒的攻城法造成了鼠疫在欧洲的大流行。14世纪初，卡法是热那亚商人非常重要的贸易据点。瘟疫暴发时，卡法已经成为亚欧贸易的中心。

不过，欧洲黑死病却不是由卡法开始传染开来的，而是由意大利北面的热内亚城开始的。卡法城破时，一名富有的热内亚商人将他全部的财富装到船上，逃了出来。他在地中海漂泊了6个月，没有国家敢收留他，因为知道他来自有"天谴"的城市（当时的人都把瘟疫归因到天谴）。最后，他回到了热内亚，他将所有的珠宝摊在甲板上，跟他的家乡父老说，如果他们开城让他进来，这些财富都是他们的，他保证说自己没有患上黑死病，因为他已离开卡法6个月了，并未病倒，所以他是圣洁的。热内亚人开了城门让他进来。但是，父老们虽然拿到他的财富却来不及享受它，因为躲在船底的被感染的老鼠顺着绑住船只的绳缆，上了岸，进了城，黑死病从热内亚开始，一圈一圈地往外蔓延，3年之内，席卷整个欧洲。

另有一种说法，在1347年10月，数艘意大利商船缓缓驶进西西里的码头，商船装载了中国丝绸、瓷器，也带回了鼠疫。当商船靠岸时，船上的许多水手已奄奄一息。在短短几天内，城市和附近的乡村迅速受到波及。

由于死者人数激增，热那亚政府在恐慌中下令调动全部舰队封港，外来船只若是敢入港，就一律以炮火击沉。有一艘商船被迫孤独地沿着海岸线前行，寻找能够容纳自己的港口，最终法国的马赛港接受了它，黑死病由此被引入法兰西的大门。

面对瘟疫，米兰大主教无意中找到了一种阻挡瘟疫蔓延的有效办法——隔离。当瘟疫快要蔓延到米兰时，大主教下令，对最先发现瘟疫的三所房屋进行隔离，在它们周

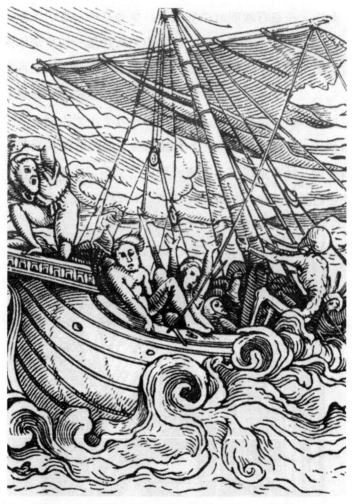

瘟疫在商船上肆虐，船员们惊恐万分。此图采自［英］
弗朗西斯·艾丹·加斯凯著，郑中求译：《黑死病（1348—
1349）：大灾难、大死亡与大萧条》，华文出版社2019年版

围建起围墙，所有人不许迈出半步，结果瘟疫没有蔓延到米兰。在随后的几百年中，地中海沿岸，"隔离"已经成为人们司空见惯的做法。

整个意大利都开始采取紧急隔离措施，阻止热那亚人和威尼斯人入境。次年夏天，一位热那亚人到皮亚琴察探望亲戚，当时天下着大雨，城里的人不放他进去，他只好淋着雨在外面边哭边恳求。到了天黑时分，他的亲戚终于忍不住了，偷偷打开城门，带他回家过夜。几天之后，皮亚琴察城里已经没有活人了。

欧洲泛滥的黑死病也在不久传到中国。据中国文献记载，元顺帝至正十八年（1358），"京师大饥疫"。当时河北、河南、山东境内，烽火连连，兵荒马乱，大批民众为避战乱，扶老携幼，涌向京城。当时大都城内外"死者相枕藉"。宦官朴不花"欲要誉一时"，便筹措资金，"市地收瘗之"，自南北两城抵卢沟桥，择地掘大坑深坑，分别男女埋葬。"至正二十年四月，前后瘗者二十万。"仅至正十八年皇后奇氏便"出金银粟帛，命资正院使朴不花于京都十一门置冢，葬死者遗骸十余万"。

有人认为，元顺帝至正十八、十九年，大都城饿死、病死的人近百万，在大都十一个门外，各掘万人坑掩埋。后来，明代人徐树丕记载这次大瘟疫说："初，京师有疙瘩瘟，因人身必有血块，故名。甲申春，吴中盛行。又曰西瓜瘟，其一吐血一口，如西瓜状，立刻死。"中国历史上的有关文献记载，这场大瘟疫总共死了约1300万人。在这场瘟疫中所引起的社会动荡导致河堤失修，结果洪水冲毁了人口密集的农业地带，造成更大的饥荒和社会危机。

¤ "快逃，远逃，慢回！"

当黑死病在欧洲各地蔓延时，人们找不到疾病的原因，但还是想出了各种方法企图治愈或缓和这种令人恐惧的症状，如使用通便剂、催吐剂、放血疗法、烟熏房间、烧灼淋巴肿块甚至把干蛤蟆放在上面，或者用尿洗澡。当时法国的一位医生夸口自己的医术如何高明，通过17次放血疗法终于治好了一位律师朋友的病。而法国另一位德高望重的外科医生古依–乔亚克则建议，医生可以通过凝视受害者这种简单的方法来捉住疾病。

欧洲许多国家的医生迅速地开展对黑死病的防治工作，虽然他们已经知道这种病的传染性，但大多数医生与教士仍勇敢地面对这一残酷无情的考验，有无数的医生和教士因此牺牲了性命。当时的法律不允许理发师行医，但因为瘟疫导致了大量的死亡，人人自危，亟须医生。一名叫安德烈·迪·帕多瓦迪的理发师获准行医，因为他及时相助，100多人获救。

当时还出现了大量的防治瘟疫的出版物。有人统计，从1348年到1500年间，有关这方面的主要出版物就有200多种。其中最著名的是1348年死于这场瘟疫的贞泰尔·达·弗利格诺（Gentile da Foligno）所著的《防疫顾问》。他为热那亚和佩鲁贾两座城市提出的建议，包括饮食指导、通大便、放血以及各种应服的药物。

当时人们已经认识到黑死病的传染性。圣方济教士皮阿萨（Piazza）在1361年所著的《西西里史》中说：因为这是一种借着呼吸传染的病，当人们谈话时，即从一个人传到另一个人。所有病人都感到难忍的疼痛，有的浑身剧烈颤抖，臀部和股部呈现出豆核状的脓疱，它感染并贯穿到体内，因而病人猛烈吐血。此种可怖之症，医治无效，持续3日后即行死亡。不只是与病人交谈，就是从他们那里买到或接触到、拿到任何东西，都能受染致死。

在阿维尼翁担任教皇御医的乔利阿克（Chauliac）在瘟疫期间全心全意地照顾病人，但他自己也被感染了。他在六周之内，命若悬丝，但最后康复了。他记录下了当时的经历：以芦荟丸通畅大便，用放血来减少血液，以焚火来消毒空气，以番泻叶和一些馨香之物舒畅心胸，以杏仁丸剂来安神和气，以酸物来抵御腐败。治疗之道是实行放血法、排便法及使用舐剂和香酒等。对于身体外部肿胀，则用去皮的无花果与熟葱混入酵母和乳油涂敷以便变软，然后割开溃疡治疗。对于已成了痈的，则以杯吸法、划痕法、烧灼法治疗之。"就我个人而论，为了避免受人唾骂，我不敢擅自离去，但是我无时不在提心吊胆地自卫，终使我能以应用上述的各项治疗方法。虽然如此，在瘟疫流行的尾声，我终于病倒……但是后来脓肿逐渐熟溃，依前述方法治疗，终获痊愈，于是我才逃开了上帝对我的召唤。"

1348年，巴黎医师学会发表了一篇题为《巴黎医师学会对于流行病的概述》的论文，提出在居室内、公共庭院和人口杂处之处，以香料和柑菊植物熏蒸消毒。不可进食家禽及含有大量脂肪的肉类，只能吃些不加调味品的干肉，黎明即应起床，应该进食新鲜晒干的水果。论文还认为沐浴是危险的事，而性交足以致命。当时的医生采取了许多预防措施以免瘟疫的蔓延，他们建议常以玫瑰水和醋刷洗病人的居室，并且将醋装罐中放置室内，使醋的蒸气与不良空气混合。他们主张在病室里的活动宜缓慢，尽可能减少吸到室内的浊气。病室应保持空气流通，白天门窗应尽量敞开，夜晚也应该通风一次。当时的医生穿着一种奇特的长袍，可以遮盖全身，手上戴着一副大手套，鼻子前面系着一块海绵，海绵吸满浸有丁香和肉桂粉的醋。

在14世纪末，有一位帕多瓦大学的教师托西革纳诺（Tossignano）在一封信中说明了抗鼠疫的6种药方，每日需要交换使用，这是最初的成套的防疫方法。他还主张瘟疫流行时禁止结婚，并且极力反对人们"谈论政治"。

在伊斯兰世界，有两位富于才智的西班牙医生，在黑死病流行时，违反《古兰经》的教义，坚持认为这种流行病具有传染性。其中第一位医生是格林纳达的伊本·阿尔－卡泰（Ibn al-Khatib），他是一位政治家、历史学家和医生，他认为鼠疫是借着衣服、污染的布类和其他公用的物品传播的，他坚持必须隔离已经被鼠疫所感染的人。第二位医生是伊本·卡提玛（Ibn Khatima），他描写了鼠疫在西班牙阿尔梅里亚的流行情况，并清楚地说明了接触的危险。

由于人们已经认识到这场瘟疫的传染性，所以很多有关文章都建议居民：快逃，远逃，慢回！

在欧洲大陆，几乎所有城市都实行了隔离措施。在瘟疫流行之初，米兰政府采取有力措施，使该市在数月内未遭鼠疫侵袭。威尼斯总督丹多罗（Dandolo）任命一个委员会专门督导收尸、殡葬、戒备外来船只、隔离、呈报病情等事项。当瘟疫再度猖獗时，1374年威尼斯首先宣布对所有来往客商，无论是否感染还是有感染嫌疑，一律不准进城。其他意大利城市也都先后参照执行。1377年意大利的拉古萨颁布了对海员的管理规则，对来访船只进行了隔离，让来访船只停靠在一处隔绝之地40天，不许一个人上岸，称为"四斋月"，没有发病才准入港，这是历史上第一次检疫。这也是现代名词"海港检疫"的来历。

以后，威尼斯等海港城市都制定了严格的防疫法律，内容包括：对所有有传染嫌疑的房屋进行通风和熏蒸，室内家具在日光下暴晒消毒，有传染可能的衣服和被单等物全部焚烧，对街道和水源加以管制，等等。

但是，有些城市的居民对黑死病到了非常恐惧的地步，他们甚至用木板和钉子把染病者的家门钉住，让已非常不幸的染病者在家中饿死。这种粗暴的隔离不仅没有隔绝传播瘟疫的老鼠，反而加深了人们的恐惧。

在12—13世纪，欧洲许多地方建有麻风病收容所，据说1225年欧洲有1.9万个这种机构。随着麻风病的减少，这类收容站用于收留怀疑有传染病者、精神病者甚至穷人，其中一些后来成为医院。14世纪黑死病横行时，麻风病院首先被征用为鼠疫医院。第一个记载的传染病医院建立是在1377年克罗地亚的亚得里亚海岸的拉古萨，随后是1383年马赛的传染病医院。1423年和1468年在威尼斯的拉古岛建立了两所传染病医院。1498年在纽伦堡建立的圣·塞巴斯蒂安医院后来称为德国鼠疫医院的样板。

瘟疫也促使人们积极改善欧洲城市恶劣的卫生状况，规定适当的卫生法规，采取有力的措施，在一定程度上起到了控制疾病传播的作用。例如威尼斯设立水务官，以后又增设水源供应员，对饮用水源进行过滤处理。1349年，爱德华三世（Edward III）曾命令伦敦总督，要求所有街上的人粪和其他污物必须清理干净，所有恶臭气味必须予以清除，不至于让更多的人死于这些气味。

针对鼠疫的泛滥，政府也采取了很多措施。在佛罗伦萨，建立了针对鼠疫流行的临时性机构卫生局。到了1500年，在意大利多数大城市都建立了卫生局，并且是永久性机构。卫生局由医学顾问和人员组成。他们进行海港检疫，禁止货物进出口，清扫街道，疏通水道，编制死者名单。他们对疾病流行的信息掌握很及时，对病人的处理也相当严格。由此，意大利的一些城镇通过这些有效治理，成功地应对面临的巨大生存挑战。

¤ 谁之罪？寻找"替罪羊"

到底谁是瘟疫的元凶？究竟是什么原因导致了这场灾难？人们对于瘟疫起因的推测丝毫不亚于人类企图治愈它的努力。

在最终找到"细菌以及病毒"是造成瘟疫原因之前的漫漫历程中，人们一再在自己周围寻找最可能的"替罪羊"。人们对这种极端情况做出的极端反应更是令人震惊。无限的痛苦与惨剧削弱了大众心灵，整个人群似乎同时发疯。人们比平时更加热心听信测心家、圆梦者、神棍术士、江湖郎中以及其他骗子的欺骗之言。正统的信仰已显衰落之势，而迷信却泛滥流行起来。

当时有一种说法，1345年3月24日，土星、木星和火星会合，这是造成黑死病这场大灾难的原因。还有许多人把它归因于空气中某种神秘的东西。另外，人们把瘟疫发生的原因归结为由于人类自身的罪孽引来了上帝的愤怒，因此在一些指导人们如何防治瘟疫的小册子中，除了卫生措施以外，还有一条就是要不断向上帝祈祷反省自己曾犯过的错误。一些狂热的基督徒认为是人类集体的堕落引来了愤怒神明的惩罚，以互相鞭打作为祈祷的仪式，一些住在公共房屋里的妇女用最粗糙的兽皮、链条或打结的皮带鞭挞自己。这些人被称为"鞭挞派"。

鞭挞派起初是在13世纪中叶出现在意大利北部的天

主教内的一个苦行派别。在一般情况下，他们的鞭挞行为不在公众面前进行。但是在1348年黑死病肆虐之际，他们成群结队地徒步穿过欧洲的大小城镇游行，手举十字架，一边唱圣诗，一边用带有金属包头的鞭子互相抽打，直至流血。他们认为这是最高的"圣德"，希望这样能够平息上帝的雷霆之怒。他们"为世界末日疯狂"，通过罪孽和死亡表达他们的冒险精神。因为他们期望通过赎罪逃避永久的谴责，所以进行自残，用以"解脱可怜有罪的灵魂"。

西班牙画家高耶1816年所作的《自我鞭打之队列》（局部）。此图采自［美］罗伊·波特编著，张大庆等译：《剑桥医学史》，吉林人民出版社2000年版

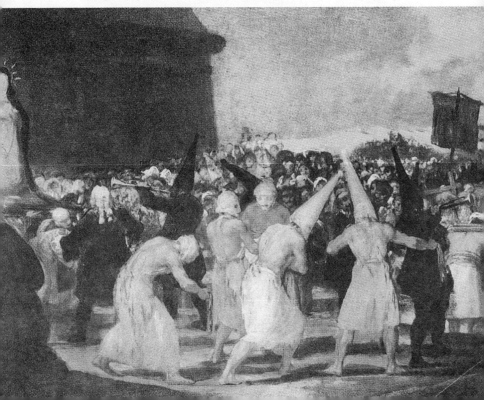

后来，在17世纪，法国出现一本书《自行鞭笞史》，书中详细列举了基督徒为了善意或恶意而进行自我鞭笞的种种方式。也有人通过对这本书的研究得出结论说，鞭子能刺激一个人的极度快感，这是一种通过痛苦而得到的快感。

阿维尼翁的教皇克莱芒六世（Clement VI）宣称，只要向上帝真心忏悔，即便突然因病去世，也能得到上帝原谅。他下令每周要组织忏悔游行，唱诵祈祷文。据说，当时来自周边的2000名民众参加了忏悔游行。其间，男男女女赤着脚，有的穿着麻布忏悔服，有的在头上撒灰表示忏悔，泪水涟涟地走着，撕扯着自己的头发，用鞭子抽打自己，直至血流如注。

1374年还出现了一个"舞蹈派"，一些团体的男男女女，甚至儿童，为了逃避瘟疫，夜以继日地跳舞，跳到筋疲力尽为止。

除了将瘟疫归咎于人类的罪孽外，瘟疫还使狂热的基督徒去寻找更为明显的罪人——犹太人。当代法国哲学家勒内·吉拉尔（René Girard）指出：倘若真的暴发一场瘟疫，那它就可能燃起沉睡的偏见之火。迫害的欲望自然集中于宗教的少数派，尤其是在危机的时刻。莫须有的指控实际上是为一场真实的迫害辩护。

早在1320年，法国西南部的"牧童派"已经开始反对犹太人和麻风病人。民间传言犹太人传播了鼠疫。人们指控犹太人在井水中投毒，是他们造成了这场大瘟疫，其目的是要摧毁基督教世界，夺取基督徒的财产。狂热的想象力更是把事情说得绘声绘色，说托利多城里的犹太人派遣大批人马，携带一盒盒蜥蜴和基督徒的心脏研制成的毒药，到欧洲各犹太人聚集地去，把这些粉末投入井中或泉眼里。基督徒中间还流传一种说法，说犹太人只有少数染上瘟疫。黑死病给人们带来的恐惧足够证实这些流言蜚语，它导致对犹太人的疯狂迫害和屠杀。

对欧洲犹太人采取这种毫无理性的复仇狂欢，是人类在面临不可想象的恐怖时理性与社会秩序崩溃的表现。针对这种情况，教皇克莱芒六世试图阻止对犹太人的偏见和迫害，但是，毫无作用。在许多城镇，没有死于黑死病的犹太人，却死在他们异族邻居的屠刀之下。

欧洲很多地方都发生了对犹太人的集体迫害，一个又一个犹太社团被夷为平地，造成惨绝人寰的悲剧。据有关历史文献，当时共有510个犹太社区被毁灭。例如在巴塞尔（如今的瑞士地区）市民通过投票决定杀死所有的犹太人，烧毁犹太人的家园。而在德国的梅因兹，有1.2万名犹太人被活活烧死。在斯特拉斯堡，城中的主教建议市议会驱逐所有的犹太人。但是市民们认为这个手段太温和，把议会解散改组，新议会下令逮捕市内所有的犹太人，总共有1.6万名犹太人被杀。有些犹太人逃到乡下，却被当地的农民打死。此外，像布鲁塞尔、纽伦堡、波恩、法兰克福等地，有大批犹太人被烧死或打死。还有一些地方逼迫犹太人集体自杀。

在随后长达几百年的时间里，从瑞典的斯德哥尔摩到意大利的威尼斯不断爆发大规模对犹太人的暴行。这样有

祈祷、隔离与共生

组织的对犹太人进行迫害和杀戮的行为恐怕只有随后的纳粹能与之相比。

英国作家韦尔斯说，在14世纪这场大瘟疫中，人类从来没有受过这样明显的一次警告，人们应该去寻求知识，停止争吵，联合起来和大自然的莫名其妙的力量作斗争。但是，遗憾的是，人类并没有从这场瘟疫中获得这样的启示，相反，却加紧了对同类进行迫害和屠杀。

空前的灾难把人性中恶的本性完全地暴露出来，并把它推向极端状态。这不仅是被迫害者的悲剧，更是全人类的悲剧，人性的悲剧。

☼ 薄伽丘：快乐大逃亡

席卷欧洲大地的黑死病给人类的心灵巨大的冲击。它的狰狞面目，它的极端残暴和恐怖，以及给予人们的极度恐慌，在当时的作家和历史学家的著述中留下了许多逼真的记述。其中，薄伽丘（Giovanni Boccaccio）的巨著《十日谈》关于黑死病泛滥的描写被认为是最为可信的和最经典的记录。

薄伽丘是意大利文艺复兴运动代表人物，属于意大利最初的人文主义作家。与诗人但丁（Dante）、彼特拉克（Petrarca）并称为佛罗伦萨文学"三杰"。

在商贾云集、世风开放的佛罗伦萨、那不勒斯等地，青年薄伽丘也曾一度放荡不羁，追求声色犬马的享乐生

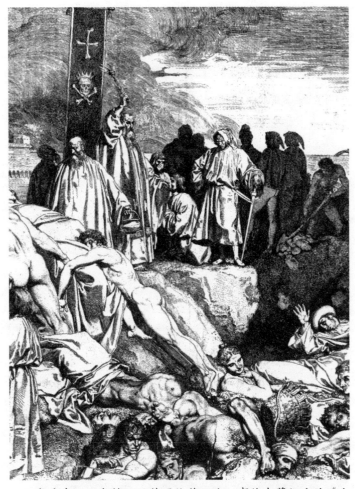

　　鼠疫在1348年摧毁了佛罗伦萨，这一事件在薄伽丘的《十日谈》中得到了生动的描述，此图即取材于这一著作。此图采自［英］玛丽·道布森著，苏静静译：《疾病图文史：影响世界历史的7000年》，金城出版社2016年版

活，直到父亲的商行破产，不久父亲又撒手人寰，薄伽丘才如梦初醒，浪子回头，节衣缩食地赡养家人。后来的薄伽丘回忆早年的荒唐经历，常有不堪回首之感，但当我们看到《十日谈》中那一幅幅五光十色的风俗画，读到一则则散发着浓郁市民生活气息的故事时，却不能不感慨生活对作家的厚赐。才华过人的薄伽丘用俗语和拉丁语写了不少作品，又对古典文化颇有研究，这使他声望日增。

瘟疫的恐怖给薄伽丘的创作提供了刺激和机会。因为对当时的作家而言，并没有什么办法可以轻易地逃避老一套古典传说和中世纪传奇那种表现爱情与战斗，懦弱、欺骗和勇气这类主题的模式。而这场大灾难却给了薄伽丘提供了按照现代精神写作一部人间喜剧的背景。在1348年的大瘟疫开始后不久，薄伽丘就开始写作《十日谈》。当时他35岁。他正是在这场黑死病的高峰期间完成此书的写作。

薄伽丘在佛罗伦萨目睹了黑死病造成的灾难，他的继母也死于这次瘟疫。《十日谈》一开头就通过许多给人真实感的细节，描绘出发生在佛罗伦萨的一幅幅可怕的瘟疫阴暗画面：此灾难令所有的人的心都如此的恐怖……以至于兄弟背叛兄弟，伯舅背叛甥侄……而且常常妻弃夫；而且，有些父母拒访或看顾他们的子女，就像他们不是自己亲生似的……人们不再互相照顾、互相救助，日以千计地生病，而且几乎毫无获救地死去。

《十日谈》就在这样一片悲惨的气氛中开始了。小说引子中写道："在这场浩劫中，有十个青年男女侥幸活了下来，他们相约一起逃出城外，来到小山上的一个别墅。他们从一座触目凄凉的死城，忽然来到阳光灿烂、歌声欢畅的人间乐园。周围尽是青葱的草木，生机盎然，环境幽静，景色宜人，别墅修建得非常漂亮，还有曲折的走廊，精致的壁画、清澈的清泉和悦目的花草，地窖里还藏着香味浓郁的美酒。"

10位青年男女就在这赏心悦目的园林里住了下来，唱歌弹琴，跳舞散步。他们坐在绿草茵茵的树荫下，每人每天轮着讲一个故事，作为消遣，住了10多天，讲了100个故事。而讲故事的规则是强调这些故事必须是使大家快乐的。薄伽丘笔下的那些充满着对人生的热爱、一心追求尘世欢乐的故事，就是抛弃了天国的幻梦，宣扬幸福在人间。他教给人们的是过美好生活的艺术。

也许，被瘟疫蹂躏的佛罗伦萨是薄伽丘的地狱，这座田园诗般的大庄园，是他的天堂，而那些故事本身就是他的炼狱。美国历史学家威尔·杜兰说，《十日谈》是一本爱生活的书，即使是在黑死病的巨大灾难背景下，薄伽丘仍然有勇气去欣赏仍存于世上的完美、幽默、善良和快乐。

在《十日谈》的故事中，在青年们欢声笑语的快乐生活背后，我们始终能够看到瘟疫的影子。薄伽丘使原来濒临绝望的人，有了重新审视自己生命的机会。如果在死亡逼近的时刻，忽然省悟到自己的一生什么也没有做，什么也不会留下，将是多么遗憾空虚的事。听故事的人仿佛有了反省，他们发现，不只是瘟疫带来了死亡，其实，人在

祈祷、隔离与共生

记疫

禁忌中麻木地活着，和死亡没有太大的不同。从此，一种
渴望苏醒的声音在漫漫黑暗的死亡中流传了起来。

薄伽丘提倡人要随天性而行，及时行乐。《十日谈》
中的故事，理直气壮地讨要理应属于自己的自由和快乐。
近在眼前的享乐取代了彼岸空洞的召唤。《十日谈》表达
了当时人们面对大瘟疫的死亡的两种态度，一方面是恐
惧，另一方面是享受生活的渴望。这实际上是一种普遍的
情况，人们以对生活的渴望弥补对死亡的恐惧。

☆ 干预人间的自然之手

英国历史学家韦尔斯认为，发生在14世纪的这场横
扫世界并把社会基础暴露无遗的大灾难，大大激起了追求
人类平等友爱这种思想的发展，同时激发了欧洲14世纪的
农民革命。

黑死病的泛滥给大多数幸存者造成了巨大的苦难，
给欧洲各国带来了一系列严重的社会经济问题。城乡劳动
力锐减、物价上涨、剥削加重、阶级矛盾激化、社会动荡
等，对欧洲的历史产生了重大影响。被黑死病吓得魂魄俱
丧的人们希望避开传染源，许多人抛弃了手中的活计，寻
找与世隔绝之地。大批官吏和神职人员为躲避灾难而将责
任抛诸脑后，放弃职守的现象大量出现。成千的警察、法
官、政府官吏、主教与牧师死于瘟疫，社会秩序几乎完全
被摧毁。

前面提到，在黑死病大暴发中，欧洲损失了1/4的人口。不仅如此，据美国历史学家伯恩斯等人写的《世界文明史》一书中的估算，这次黑死病对欧洲的袭击，再加上战争、饥馑等原因，西欧的人口在1300至1450年间至少减少了一半，甚至于很可能减少了2/3。因黑死病死去的人如此之多，致使劳动力奇缺。整个村庄被废弃，农田荒芜，粮食生产量下降。紧随着黑死病而来的，便是欧洲许多地区发生了饥荒。

大自然毫不容情地干预人类事务，而黑死病就是干预人间的自然之手。

最初的农民起义发生在法国，就是1358年法国北部的雅克雷起义。当时，英法之间突起战端，英军大败法军，并俘获法国国王和众多贵族，法国不得不向英国缴纳巨额赎金。农民被要求分摊沉重的负担。刚刚被黑死病造成经济大破坏而困苦不堪的农民，再也无法忍受新的负担，于是以迅猛之势起来反抗，一时风起云涌。但是，起义持续1个月就被镇压下去了。

1381年，英国爆发了农民大起义。黑死病蔓延造成英国城乡劳动力急剧减少，田地荒芜，物价上涨，封建领主面临劳动力缺乏和雇工不提高工资则拒绝受雇的威胁。国王从保护封建领主的利益出发，先后颁布了一系列劳工条例，规定劳动群众必须接受黑死病流行以前的工资标准，违者监禁。这种倒行逆施激起了劳动群众的无比愤怒。贫民的呼声在被称作"肯特的狂僧"的约翰·鲍尔（John Ball）的讲话中得到了惊人的吐露。他在传教中尖锐地抨击了封建制度的不平等，要求取消徭役、地租、捐税和财产差别，实行社会各阶层的平等。正是在约翰·鲍尔的讲话里，英国人初次听到了人生而平等和人权的宣言。

1381年5月，英国农民举行起义，很快席卷了英国大部地区。6月初，各地分散的起义队伍迅速集结起来，汇成一股洪流，向伦敦挺进。在此期间，遭教会迫害的约翰·鲍尔从监狱中被救出。泥瓦匠出身的沃特·泰勒（Wat Tyler）被起义军推为军事首领。在沃特·泰勒和约翰·鲍尔的领导下，起义军胜利进军，震撼了整个英国。6月12日，起义军顺利地占领了伦敦。国王、首相、财政大臣以及伦敦市长等人惊恐万状，急忙逃到伦敦塔楼内躲避。第二天，国王查理二世被迫与起义军谈判，起义军提出了"迈尔恩德"纲领，要求废除农奴制和徭役，建立统一而合理的货币地租，实行贸易自由，并赦免起义者。国王被迫同意了"迈尔恩德"纲领的一切要求，并制定自由特许状发给农民。谈判结束后，沃特·泰勒和约翰·鲍尔立即带领数百人冲进伦敦塔楼，捕获了首相及财政大臣等人并立即处死。

但是，国王在答应了起义军的要求后，便密谋刺杀了沃特·泰勒。随后，国王调动军队把起义军团团围住。起义军既受到包围，又失去了自己的领袖，被迫立即离开伦敦分散回家。国王阴谋得逞后，便背信弃义，开始了残酷的镇压。起义军离开伦敦后，各郡骑士和贵族的家臣队伍到处镇压分散在各地的农民队伍，进行血腥的屠杀。约翰·鲍尔和其他首领，以及很多起义者，都被极其残酷地处死。轰轰烈烈的英国农民起义最终失败了。

除了法国和英国的农民起义外，在欧洲其他地区也出现了农民暴动。虽然这些下层群众的起义最后都失败了，但是却使整个欧洲社会受到了很大的震动，促使社会经济、政治和阶层结构逐渐发生变化。14世纪中叶的大瘟疫成为欧洲中世纪社会向近代社会大变动的前奏，在摧毁中世纪的封建制度上起了一定的促进作用。

与此同时，正是在黑死病流行之后，神学的光芒逐渐褪色，人的意识和生命的尊严开始彰显。荷兰人文主义者伊拉斯谟（Desiderius Erasmus）公开反对基督教会中流行的种种迷信和仪文，揭露教会利用瘟疫进行的迷信宣传，认为这些与基督教所反对的古代宗教迷信在实质上是一样的。

人类在与瘟疫斗争的同时，不仅积累了与瘟疫抗争的最初经验，而且促使人对自身意识的觉醒。这场造成巨大浩劫的黑死病大瘟疫，成了文艺复兴发生的远因，欧洲社会即将迎来文艺复兴的光芒。

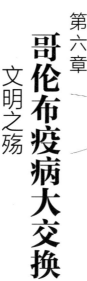

第六章

哥伦布疫病大交换

文明之殇

哥伦布发现新大陆的重大结果之一是旧大陆和新大陆的病菌、植物品种交流互换，这极大影响了此后的世界历史。在一定意义上说，征服美洲的并不是欧洲人及他们的洋枪洋炮，而是悄悄跟随他们而来的病菌。

✿ 发现新大陆与哥伦布大交换

从15世纪中叶开始，西欧诸国掀起了开辟全球性海上新航路的探险热潮。1492年8月3日，哥伦布在西班牙国王的支持下，率领3艘船和88名船员出发。到10月12日，哥伦布经过漫长的航行，终于登上了美洲巴哈马群岛中的一个岛屿。他相信他发现的就是亚洲海岸边东印度群岛中的一个岛。他把当地的土人称为"印第安人"。

哥伦布发现"印度"（实际上是发现了美洲）的消息大大地震动了整个西欧。它激起了许多人前去探险的愿望。此后，欧洲人渐渐晓得了"美洲"不是"亚洲"而是一个"新世界"这个惊人的事实。直到西班牙航海家麦哲伦（Magellan）的环球航行，才最后消除了这个误解。

发现新大陆和开辟新航路，是世界历史上最重大的事件之一。英国地理学家麦金德（Halford John Mackinder）更明确指出：地理大发现的主要政治效果是把欧洲与亚洲的关系颠倒过来，因为在中世纪时，欧洲被关在南面不可逾越的沙漠、西边边界莫测的大洋，和北面、东面冰封或森林覆盖的荒原之间，而东面和东南面又经常受到骑马和骑骆驼民族的优势机动性的威胁。欧洲现在能到达的海域和沿海陆地增加了30倍以上，它的势力包围着至今一直在威胁它本身生存的欧亚陆上强国。

1492年哥伦布首次航行到美洲大陆，是世纪性大规模航海的开始，也是旧大陆与新大陆之间联系的开始，引发了各种生态上的巨大转变。哥伦布这一壮举的意义不仅仅限于发现了一片土地，更在于激发了包括动物、植物甚至微生物在全球范围内的流动，让人类生存的这个星球发生了翻天覆地的变化。

历史学者艾弗瑞·克罗斯比（Alfred Crosby）在他1972年的著作《哥伦布大交换》中，首先提出了"哥伦布大交换"（Columbian Exchange）这个观念，指出这是一场东半球与西半球之间生物、农作物、人种（包括黑奴）、文化、传染病甚至思想观念的突发性交流。它是人类历史上跨越种族的一件重要事件；也是关于生态学、农业、文化领域的一件重要历史事件。克罗斯比认为，哥伦布航行带来的改变，最重大的一项，乃是属于生物式的改变。哥伦布发现新大陆的重大结果之一是旧大陆和新大陆的病菌、植物品种交流互换，极大地影响了此后的世界历史。

哥伦布横渡大西洋，代表着一个全新时代的开始，不仅是对美洲而言，同时也针对欧洲、亚洲和非洲。这是全球贸易开始发展并最终盛行的"黎明"。大洋已无法继续阻挡人类、物品、动物、植物乃至微生物等"全球扩散"。

这次物种交换，改变了欧洲人、美洲人、非洲人及亚洲人的生活方式。烟草、马铃薯、火鸡从美洲大陆传入欧洲，欧洲人则带着小麦、马匹和麻疹来到美洲。这些"移民"，对整个世界的变化和发展产生了重大的影响。马是欧洲人最早引入美洲的物种之一，马使大平原上美洲原住民部落，变成使用马匹狩猎美洲野牛的游牧民族。同样，来自美洲的番茄，在意大利成为制造番茄酱的原料，并且成为商标。自从冰河时期之后，蚯蚓就在北美大陆的大部分地区灭绝。不过，在哥伦布发现美洲大陆之后，蚯蚓再度在这片大陆出现并扩散。无论出现在哪里，这种看似微不足道的动物在尽自己的努力改变着当地的地貌：分解掉落在地上的枯枝树叶，加快腐蚀过程，改善土质。在此背景下，一些植物的生长变得更快，为许多鸟类及动物提供了更多的食物。

　　随着哥伦布发现新大陆，欧洲人把新的疾病带到美洲，美洲的原住民因为没有抗体，大量人口因此丧生。

¤ 传到美洲的"文明病"

　　随着西方殖民者的到来，美洲大陆遭受到殖民者们带来的瘟疫，正是这个瘟疫给了新大陆的原住民即印第安人毁灭性打击。在一定意义上说，征服美洲的并不是欧洲人及他们的洋枪洋炮，而是悄悄跟随他们而来的病菌。美国学者杰弗里·帕克（Geoffrey Parker）等人所著的《剑桥战争史》指出：在为欧洲人赢得胜利的武器中，有一种是他们无意之中带来的，那就是天花、麻疹、伤寒、斑疹伤寒、流感，这些美洲大陆闻所未闻的传染性疾病。这些疾病给"新大陆"上当地人的大规模军队带来了极大的伤亡。

从哥伦布以后，欧洲人对这块"新大陆"表现出极大的兴趣和野心，掀起了欧洲人向美洲大陆拓殖的浪潮。西班牙、葡萄牙、意大利、英国、法国和荷兰等国的探险家和殖民者接踵而至，其中，西班牙、葡萄牙成为主要角色。在西班牙人对美洲的征服过程中，有两个关键的战役，一是1519—1521年，埃尔南多·科尔特斯（Hernando Cortes）征服了阿兹特克帝国；二是1532—1535年，弗朗西斯科·皮萨罗（Francisco Pizarro）征服了印加帝国。

阿兹特克是位于今墨西哥的印第安人国家。11—12世纪，阿兹特克人从北部迁入墨西哥中央谷地，1325年在特斯科科湖西部岛上建造特诺奇蒂特兰城。1426年，阿兹特克同特斯科科、特拉科潘结成了"阿兹特克联盟"，由阿兹特克国王伊兹科亚特尔任首领，势力日盛，在谷地建立了霸主地位。

1519年，西班牙人埃尔南多·科尔特斯带领一支600多人的队伍进攻阿兹特克帝国。阿兹特克人在首领的指挥下顽强抵抗。由于双方兵力悬殊，西班牙人无法与声势浩大的阿兹特克人抗衡，只好逃走。就在阿兹特克人把科尔特斯及其手下逐出特诺奇蒂特兰城的那天晚上，天花在城中猛烈蔓延开来。而且，负责率队攻击西班牙人的土著将领也死于那个"悲伤之夜"。而最让当地人们迷惑不解的是自己的队伍因感染这种疾病死伤无数，对方却丝毫没有类似症状发生。短短时间内，天花造成印第安人大量死亡，几乎损失了一半的人口，其中包括奎特拉瓦克皇帝。

对天花瘟疫造成的可怕结果，一个目睹西班牙殖民者征服阿兹特克帝国过程的传教士描述，由于死者太多，以致无法全部掩埋；而臭气漫天，只好推倒死者房屋以作坟墓。

由于这场致命传染病所酿成的瘫痪性效果，阿兹特克人无力乘胜追击溃败的西班牙人，反而让对手有时间、有机会喘息重整，进而联合其他印第安族人来包围特诺奇蒂特兰城，赢得最后的胜利。

印加是位于今秘鲁的印第安国家。"印加"即太阳之子的意思，是安第斯地区讲克丘亚语的印第安人对他们首领的尊称。西班牙殖民者误称这支印第安人为印加人，便一直沿用下来。13世纪，印加部落在秘鲁的库斯科谷地附近定居，15世纪初，崛起成为安第斯地区的强国。到15世纪末16世纪初瓦伊纳·卡帕克（Huayna Cápac）在位时，印加帝国达到鼎盛，成为古代美洲最大的一个印地安国家。帝国正式的名称为"塔万廷苏约"。

早在1532年皮萨罗进入印加帝国之前，天花由西班牙移民带到巴拿马和哥伦比亚后，经由陆路传播到南美的印第安人中间，于1526年左右杀死了印加皇帝瓦伊纳·卡帕克和他的大多数大臣，随即又杀死了他的指定继承人。这场瘟疫实际上造成印加帝国很大一部分人死亡。由于皇位空缺，瓦伊纳·卡帕克的两个儿子阿塔瓦尔帕（Atahualpa）和瓦斯卡尔（Huáscar）为争夺皇位而进行了一场内战，最后阿塔瓦尔帕获胜，但是帝国却因此元气大伤。只带了168个人队伍的皮萨罗利用印加帝国的分裂形势，轻而易举地俘虏了阿塔瓦尔帕，进而征服了整个印加帝国。

对于这场战争，英国历史学家阿诺德·约瑟夫·汤因比（Arnold Joseph Toynbee）评论说，如果说天花就是夺取印加皇帝瓦伊纳·卡帕克生命的疾病的话，那么，这些病毒就是皮萨罗率领入侵南美洲的为数不多的侵略者肉眼看不见的先锋。

在征服了阿兹特克和印加后，西班牙殖民者进一步扩张。到16世纪中期，西班牙在美洲征服了北起加利福尼亚湾，南抵智利和阿根廷南端的广大地区（除巴西外），成为世界近代史上第一个规模空前的殖民帝国。

在这两次西班牙人对印第安人的战事中，为什么瘟疫只攻击印第安人，而欧洲人却安然无恙呢？美国历史学家麦克尼尔在《瘟疫与人》这部著作中提出了一个"文明病媒库"的概念。他认为中东、印度、中国等古文明，由于所处的地球生态位置，都发展出了不同的"文明病媒"。生活在其中的人们，由于与那些病媒长期相处，大部分人获得或多或少的免疫力。因此病媒只能造成零星的病例。从未与那些病媒接触的"外地人"就不同了，往往感染后就立即发病，毫无抵抗力。由于贸易、战争的缘故，各"病媒库"之间也互通有无。一个地方的风土病，到了另一个地方可能就造成杀人无数的瘟疫。

据专家分析，欧亚大陆是所有家畜的原产地。美洲因为地形及气候的关系，在西班牙人到来之前，缺乏可被驯服为家畜的大型哺乳类动物，所以几乎没有畜牧业，原住民是在欧洲人入侵后才首次看到马这类动物。他们没机会通过与家畜接触，逐渐培养起对这些普通传染病的抵抗能力。所以当病毒随着殖民者入侵时，简直是天大的灾难，毫无抵挡之力。

美国作家贾雷德·戴蒙德（Jared Diamond）认为，西班牙征服美洲的这个战例突出了世界史上的一个关键因素：具有相当免疫力的入侵民族把疾病传染给没有免疫力的民族。天花、麻疹、流行性感冒、斑疹伤寒、腺鼠疫以及其他一些在欧洲流行的传染病，毁灭了其他大陆的许多民族，从而在欧洲人的征服中起了一种决定性的作用。

在整个美洲，随着欧洲人传进来的疾病从一个部落传播到另一个部落，远远走在欧洲人之前。据估计，哥伦布来到后的美洲土著人被杀死了95%，人口由5000万下降至400万。北美人口最多并高度组织起来的土著人社会是密西西比河流域的酋长管辖的部落，它们在1492年至17世纪初这一段时期里也以同样的方式消失了，时间甚至比欧洲人在密西西比河地区建立第一个殖民地时还要早。

法国历史学家费尔南·布罗代尔（Fernand Braudel）在《15至18世纪的物质文明、经济和资本主义》中明确指出："可以绝对肯定的是，美洲被欧洲征服后，人口大幅度下降，或许不到十室九空的地步，但肯定损失很大，远远超过14世纪黑死病以及随之而来的灾难带给欧洲的悲惨后果。一场无情的战争应负部分责任，还有无比沉重的殖民劳动也难辞其咎。"但是，布罗代尔认为，正是可怕的疫病给美洲土著人致命的打击。这种情况以后还多次发生过。1713年的第一次天花流行是欧洲移民毁灭南非土著桑族的最严重的一步。在英国人于1788年移民悉尼后不久，一场大批毁灭澳大利亚土著的流行病开始了。来自太平洋岛屿的有详尽文献证明的例子是1806年在斐济迅速蔓延的流行病，这种病是几个欧洲船员在"阿尔戈"号船只失事后挣扎着爬上岸时带来的。类似的流行病也在汤加、夏威夷和其他太平洋岛屿的历史上留下了痕迹。

这种情况史不绝书，有的时候也并非"天佑白人"。例如黄热病就曾束缚了欧洲殖民者的手脚。黄热病作为急性传染病的一种，它的病原体和天花类似，同样是一种病毒。染病后身体突然发起高烧、心跳迟缓、呕吐和黏膜出血。这种病原本只限于非洲西部，但非洲人逐渐对黄热病有了一定的抵抗力，所以当身患此病时往往并无大碍，数日后便能痊愈。17、18世纪，殖民者贩卖黑人的活动猖獗不止，携带病毒的黑人频频被运往美洲。这样一来，那些对黄热病一无所知的白人、印第安人和亚洲移民便很快被感染。后果最为严重的一次，美国当时的首都费城的行政机构几乎瘫痪，医院挤满了前来就诊的市民。恰在这个时候，法国控制的海地爆发了黑奴起义。愤怒的拿破仑听到消息后立即决定派遣军队前去镇压。出乎拿破仑意料的是，他的精锐部队在多米尼加感染黄热病，导致27000名士兵丧生，就连法军统帅也难逃厄运。摸不着头脑的拿破仑回天乏术，最后不得不忍痛把法国占领的路易斯安那卖给了美国。与此同时，黄热病在整个西欧流行起来。另外，布罗代尔认为，16世纪以后，欧洲人之所以没有像对待美洲那样坚持夺取非洲国家，是因为他们在海岸边就受到恶性疾病的阻止；间歇的或持续的发烧，痢疾、肺痨和水肿，还有许多寄生虫，所有这些疾病使他们付出了沉重的代价。

美洲当年这场瘟疫不仅让欧洲人在美洲大陆长驱直入，同时还摧毁了原住民对自己文化的信心。这样一场"只杀死印第安人，却对西班牙人无伤的流行病"，对于美洲原住民的心理暗示作用是很大的。对于这样的差异待遇，当时的人们也只能用"超能力"来解释，相信"天佑白人"。仅此一念，就足以令人丧气。这样，环绕着古老印第安神祇所筑起的宗教、祭师以及生活方式，在西班牙人所信奉的"神"展示了"超能力"之后，再也无法存活下去。于是，土著居民对庇护滋养他们田园无数年代的神祇和宗教，丧失了虔诚的信仰，墨西哥及秘鲁的古老宗教彻底消失了。他们背离了历史更悠久的印第安生活方式及信仰，转而去相信白人带来的基督教。

事实上，欧洲人带到美洲的"文明病"，不仅摧残人的身体，而且打击人的心志，这正是文明扩张的一种利器。

¤ "文明的惩罚"

对于殖民主义在世界历史上造成的这种生物灾难，英国历史学家汤因比在《人类与大地母亲》一书中指出："天花病毒尾随哥伦布的航波，通过人的载体西行到了美洲。……反过来说，性病在西欧首次为人所知是1495

年，即在哥伦布首次登上美洲的3年之内。这大概是'新大陆'惩罚'旧大陆'入侵它的错误的回报。……这样，人类文明世界连为一体的结果之一便是：天花、性病和通货膨胀。这3位可怕的来客，每一位都拥有一个帝国，它使查理五世那幅员辽阔的帝国相形见绌。也就是在这些新的帝国中，太阳从未在那里升起过。"

虽然并没有特别充分的证据说明梅毒就是哥伦布从美洲大陆带回到欧洲的，但是一般人相信这个说法。如果真是这样的话，那也只能看作是美洲大陆对欧洲的报复行动。

这是两个大陆之间的一次大交换——疫病的大交换。

文艺复兴时期，欧洲人患的各种传染病发生了很大的变化，特别是鼠疫的祸害减少了，虽然在此后还有多次鼠疫的暴发，但黑死病的噩梦已不如以往那样纠缠着人们的灵魂。这可能是由于文艺复兴时期的新生活，可能还由于当时欧洲一些国家采取了一些卫生和预防措施，公共卫生的一般状况有所改善。

但是，正如美国历史学家威尔·杜兰在《世界文明史》中所说的那样，"医学的命运往往就是这样：当它对某种疾病有了新的克制方法时，新的疾病也紧随着而来"。在16世纪以后，又出现了一些新的疾病的蔓延，这些疾病在以前的欧洲没有出现过，或者没有为人们所认识。比如16世纪先后四次的流行性感冒大暴发，还有天花、斑疹伤寒等肆虐一时。最严重的是梅毒的泛滥，从15世纪末开始，成为一场大瘟疫，其严重程度不亚于当时天花的流行，夺去了成千上万人的生命。梅毒的流行招来灰暗惨白的死神意象，让初露启蒙曙光的心灵蒙上一层恐怖的恶魔图像。

梅毒在15世纪末肆虐欧洲大陆时，因为与天花一样都是以皮肤发疹为其主要临床特征，所以当时医学界就以皮肤疹的大小来加以区别：梅毒的皮肤疹较大，天花的皮肤疹较小。

欧洲刚发现梅毒的时候，有人怀疑是1493年哥伦布发现新大陆时带回的俘虏引入欧洲的。这种说法是相当普遍的。西班牙医生德·埃斯拉（R.D. de L'Isla）在1505年出版的著作首先宣称梅毒是从"西方"带到欧洲的。他说，在从伊斯帕尼奥拉岛返航的途中，哥伦布的舵手平松兄弟中的一个患了一种病，在皮肤上出现了一种可怕的疹子，他为患此病的水手进行治疗。他还说以前他从没有看见过这种病，因此他断定这种病来自美洲。另一位西班牙人奥维多（Oviedo）1493年正在巴塞罗那，接触过哥伦布和他的同伴，他在1525年写给国王一份关于梅毒的报告，说明梅毒来自美洲。西班牙教士德利卡多（Francisco Delicado）自己患过此病，经过23年的极度痛苦之后，在罗马用一种愈疮木树脂治愈。出于"怜悯他人"之心，他写了一部书，提到他对在欧洲出现这种病的看法。

伏尔泰（Voltaire）也持有哥伦布带回梅毒的这种看法，他在《风俗论》中说道，美洲的发现给西班牙带来很多利益，但是也造成了极大的祸害，祸害之一"是把原先只在新大陆某些地区并且主要是在伊斯帕尼奥拉岛出现的一种病传到了世界各地。好多与哥伦布同行的人回来时得了这种病，并把这种传染病带到了欧洲"。

德国文化史家爱德华·傅克斯（Edward Fox）在《欧洲风化史》中说道："资本主义通过哥伦布之手征服了新大陆，而新大陆给欧洲送来了这个该死的礼物。这是世界历史性悲喜剧的顶点：新发现的大陆的土著，事先便报复了将来摧残他们的、一心掠夺黄金的欧洲人。欧洲人只想榨取他们的黄金，而他们却把烈火注入了欧洲的血脉，直至今日，400年之后，还叫千百万人痛彻心髓，束手待毙。"

不论是否确实是哥伦布带回可怕的梅毒，梅毒的泛滥确实是在哥伦布一行人回国之后，因为不久，巴塞罗那就出现了有皮肤疹的这种致命新病，并逐渐蔓延整个西班牙。所以当时把这种病称为"西班牙病"。而西班牙人则称为"西印度病"。

哥伦布回到西班牙后，那些解散的随行团员大部分并未解甲归田，反而变成雇佣兵，参加法国年轻新国王查理八世（Charles VIII）1494年2月围攻那不勒斯的战争。这些雇佣兵大部分投靠法国，另一部分则投靠那不勒斯王国。那不勒斯被围困时，眼看就要失守了，遂想出一个苦肉计兼美人计的报复方法。他们把得这种新病的妓女和妇女，尤其是容貌美或身材佳的妇女驱逐出城。法军面对这些仿佛从天而降的美女，冲动早已把理智远远抛在脑后，丝毫没有怀疑这是一种陷阱，连统帅也不能例外。结果，法军虽然获胜，但是当查理国王班师回朝时，士兵们未到巴黎就已经因染上这种新病，几乎全军覆没，从此开始了梅毒在欧洲的第一次大暴发。查理八世本人也在28岁时死于梅毒。

因此，法国人称这种新病为"那不勒斯病"，而那不勒斯人则称之为"法兰西病"。这些名称在欧洲一般通用。

查理八世的军队主要由雇佣兵组成，国籍包括有法国、西班牙、日耳曼、瑞士、英格兰、匈牙利和波兰。法军瓦解后，这些雇佣兵纷纷回乡，这种新病也以可怕的速度蔓延整个欧洲。它于1495年在德国出现，1496年在荷兰，1497年在英国，1499年在波兰，1500年在俄国和北欧，席卷欧洲大陆。

☼ 梅毒病名的由来

除西班牙病、那不勒斯病、法国病等欧洲人的叫法外，梅毒在不同国家有着各自的称呼。

葡萄牙海上探险家达·伽马（Vasco da Gama）在1498年绕过好望角到印度时，把梅毒带到了印度，故印度人称此病为"葡萄牙疮"或"欧洲病"。

16世纪以前，我国尚无梅毒的记载。大约于1505年，梅毒由印度传入我国岭南一带，由葡萄牙人带入，当时称"广东疮""杨梅疮"，此后梅毒向内地传播。明代陈司成的《霉疮秘录》是我国第一部论述梅毒的专著，李时珍的《本草纲目》详细记载了梅毒的流行情况。

梅毒在日本出现较晚，1569年才出现于东京，因日本人认为是由中国传过去的，故称"唐人纵情病"或"唐疮"。

此外，梅毒在民间也有很多名字，有些名字比较文雅，有些比较粗俗。法国妓女戏称梅毒是喜欢乱点鸳鸯谱爱神"丘比特的病"；当初梅毒在法国流行时，喜欢玩弄爱情的贵族往往以得梅毒为荣，借以表示自己是情场高手，故又称为"风流病"。

据估计，梅毒至少有50多个名字。直到300年后，才采用目前正式的名称"梅毒"（syphilis）。

"梅毒"是16世纪意大利名医佛拉卡斯托罗（Girolamo Fracastoro）一部医学史诗中主角牧羊人西菲力士（Syphilis）的名字。佛拉卡斯托罗出身于名医世家，任帕多瓦大学的逻辑学教授，1545年教皇保罗三世召他到特伦特高级医生机构任职。他和文艺复兴时期的许多杰出人物一样，具有广泛的兴趣，对古典文学颇有研究，同时也是杰出的地理学家、天文学家、数学家和生物学家。在医学方面，他的名著《论传染和传染病》以科学的方法研究伤寒、鼠疫、梅毒等流行病的来源与传播，被人称为"现代病理学之父"。佛拉卡斯托罗首先分析了"传染"这个术语的惯用法，进而给"传染"下了一个他认为更为科学的定义，他指出传染是"由感觉不到的颗粒的感染所引起的某种极其精确的相似的腐坏，它在一定组合的物质中发展，从一个事物传到另一个事物"。他把接触传染分为三类：第一类是单纯接触，如疥癣、瘆病、麻风病；第二类是间接接触，通过传染媒介如衣服、被褥等，这类物品可以携带接触传染的"活动种子"；第三类是没有直接接触或间接接触的自远距离来的传播，如鼠疫、沙眼、天花等。

在16世纪以前，所有的传染病一概叫做"瘟疫"。从佛拉卡斯托罗的著作开始，人们已能明辨出是何种传染病，并且能诊断出它的特别症状，这在当时的医学上是一个很大的进步。

佛拉卡斯托罗写了一首拉丁语长诗，共三册，诗名是《西菲力士或法国病》。这首长诗写于1525年，经修改后，于1530年在维罗纳出版，是佛拉卡斯托罗献给他的朋友——著名文艺资助人鲁克莱西娅的情人本波大主教的诗作。这是一部叙述梅毒新病的医学史诗，内容描述梅毒的蔓延、症状、传染途径、治疗等等，以及这种病的恐怖后果。诗中充满了生动的描写和优美的拉丁语韵文。这首长诗在当时非常受欢迎，不断有多国翻译和再版。

西菲力士是希腊神话中绝代美人奈娥比的儿子，而奈娥比是女性悲惨命运的象征，所谓红颜薄命。西菲力士得罪了阿波罗神，愤怒的阿波罗就在空中散布一种有毒的水汽，西菲力士因而感染上一种疾病，使他全身长出溃疡性的水泡。

佛拉卡斯托罗在诗中对这种疾病的第一次出现、传播、起因和治疗方法做了追踪式的论述。300年后，医学界为了纪念佛拉卡斯托罗对梅毒研究的贡献，推荐用他的诗名"西菲力士"为梅毒的病名。

¤ 都是风流惹的祸

根据专家的意见，性病在史前人类早已存在。人类最早记载的性病是淋病，由希腊哲学家亚里士多德命名，意指性交种子从尿道排泄出来。"性病"这个名词则迟至1497年才出现，希腊语为venery，取自罗马神话中专管爱和美的女神维纳斯（Venus），表示男欢女爱后产生的后果。

至于梅毒的起源，现代研究者倾向认为，在哥伦布从美洲归来之前，欧洲人可能就已经注意到梅毒了，在一些早期著作中就有梅毒的暗示。但是，梅毒作为一种瘟疫在欧洲的大暴发，是在1493年以后，特别是在法国进攻那不勒斯之后，或许这是从新大陆带来的毒性较大的梅毒。所以，研究者们倾向于假定，在哥伦布之前，梅毒在两个大陆上已经存在一个相当长的时期了，但是为什么会在欧洲突然暴发，却还说不清楚。有一种说法比较可能成立，就是认为这种疾病的出现或再现来自两个人种之间的性关系。

但是，无论如何，15世纪的梅毒大暴发给欧洲带来了巨大的灾难。从这时起，梅毒的大流行，经过半个世纪或一个世纪才逐渐缓和下来。根据英国人克劳尔斯

（William Clowes）在1579年的报道，伦敦圣巴托罗缪医院的住院病人，每20名有15名是梅毒病患。在16世纪初的巴黎，约1/3的市民得了梅毒，从男女游民到达官显贵均受到梅毒的袭击。

梅毒特别在上层社会传播广泛，许多王公贵族染有此种恶疾，例如被称为"风流神甫"的马雷伯（Malherbe）就"自夸曾三次发过大疮"。甚至教皇与国王也有染上梅毒的，其中包括三位教皇，即亚历山大六世（Alexander VI）、西留士二世（Julius II）和利欧十世（Leo X）；三位沙皇，即彼得大帝（Peter the Great）、恐怖伊凡（Ivan IV the Terrible）和凯萨琳女皇（Catherine the Great）；还有几位国王，包括英国的亨利八世（Henry Ⅷ）和法国的路易十四（Louis XIV），以及前面提到的法国的查理八世和他的孙子弗兰西斯一世（Francis I）等。

关于梅毒泛滥的原因在当时引起各种猜测，教会说它是对放纵生活的神谴；占星家说是星辰的影响，如土星与火星相会之类，这种见解在意大利特别流行。有些医生想把它与熟知的疾病联系起来，但所有人认为他们面对着的是一种从没见过的疾病，因此，人们很早就认识梅毒的传染性，有人想象或许是一种带翅膀的小虫子传染的。有许多医生对梅毒的治疗进行研究，并出版了关于这方面的著作。比如马萨（N.Massa）著有《法国病》一书，他是当时最著名的梅毒学家之一，许多欧洲的病人请他来治病。由于医生有很多机会观察此病及其治疗效果，并由于

祈祷、隔离与共生

记疫

印刷术促进了公共卫生知识的普及，所以文艺复兴时期人们很快获得了对梅毒病程以及各种治疗步骤的比较充分的了解。

梅毒在欧洲的泛滥与当时的道德风气以及娼妓盛行很有关系。在文艺复兴时期，各国官方对卖淫普遍抱宽容的态度。有研究认为，这种风气在15世纪的意大利风靡一时。在威尼斯，娼业十分发达。1509年的户籍调查，当时全城有30万居民，其中有11654名娼妓。

在15世纪末的罗马和16世纪的威尼斯出现了高级妓女。据法国散文家蒙田（Michelde Montaigne）说，仅仅在威尼斯一地，有150名第一流的名妓，其生活的奢华和排场的豪阔足以同公主匹敌。她们的服饰、举止、涵养，甚至在周日的弥撒上，与那些名门闺秀相比也毫不逊色。一般的娼妓住在妓院里接客，而高级妓女则是住在自己的家里，周旋于文人雅士之间，甚至还有人经营文艺沙龙。有一位叫曼西娜（Faustina Mancina）的妓女去世时，罗马城竟有半数人哀悼她，米开朗基罗（Michelangelo）还为她写了十四行诗表示哀悼。威尼斯最著名的高级妓女薇罗尼卡·弗朗科（Veronica Franco），接待过16世纪下半叶最高级的世袭贵族和声名显赫的才智之士，她的香闺仿佛是第一流的宾馆，形形色色的王公在此下榻，一夜风流便付出巨大的财富。意大利以及到意大利旅行的德法两国最著名的作家和艺术家，曾是她的座上客。

当时，教廷对罗马拥有行政的管理权。对于城内的妓女，教廷采取了一些管理措施。据文献记载，从1471年至1484年在位的教皇西克斯图斯开始，公开对妓女征税。1496年，教廷公布一项法令，将数处建筑物出租，用作开妓院，这些"快乐宫"持续存在了一个多世纪。此外，还有一些关于妓女管理的规定，比如妓女要获得执照，必须将她们毛收入的10%缴纳出来，如此等等。

尽管有这些规定，教皇庇护五世还是觉得妓女太多。但是，当他打算把妓女驱逐出境时，罗马竟然发生了骚乱，最后不得不作罢。所以当时的谚语说："条条大路通罗马；在罗马，条条大路通荒淫。"

在欧洲国家，娼业也十分发达。最小的城镇也有一两家妓院，当时叫"女人街"，在比较大的城镇，一条街甚至一个街区住满了妓女。巴黎在13世纪时就有大量的妓院。柏林在1400年有一所政府特许的妓院，由所谓风化督察专员负责监督其营业。实际上，各国政府并没有认真执行那些管理妓院的制度。人们反而认为娼妓和妓院是婚姻和家庭必不可少的保护，认为设立妓院是为了"最妥善地保护婚姻和处女童贞"。

前面提到有三位教皇也染上了梅毒，说明当时教廷和教会的性关系也是十分混乱的。意大利最美丽的妓女是教皇宫廷和红衣主教官邸的常客。至于修道院，有人甚至说，罗马的许多女修道院同时也是生意最兴隆的妓院。

这种两性关系混乱的社会风气，促使梅毒传播的速度十分惊人，因而政府采取限制措施也势在必行。有的城市加强了对妓女的检查。1496年，波洛尼亚、弗拉拉等地驱逐娼妓，因为发现这些女人有一种神秘的天花，人们称其为"圣约伯麻风"。1497年，德国斑贝格地区禁止梅毒病人与健康人有任何接触，并禁止其进入旅店甚至教堂。1552年，威尼斯规定凡是患有脓疮及染有法兰西病者须往指定地点救治，那个地方就是"不治之症医院"。这所医院的工作人员须对病人有确切记录，注明性别、姓名、入院和出院时间等。在16世纪头二三十年，也就是梅毒第一次大流行时期，有些地方采取了关闭妓院的做法，把妓女全部撵出城去或者关起来，在没有关闭妓院、没有驱逐妓女的地方，"女人街"也是路断人稀。但是，一旦疫情过去了，这些地方又恢复了往日的繁荣。

由于对梅毒没有特效药治疗，1564年意大利医生、解剖学家法罗皮奥（Fallopio）发明麻布套，用药液浸湿后套在阴茎上以防性病。这是有关避孕套最早的文字记载。其后的一个多世纪，避孕套一直限于用来预防性病。1706年，英国出现了一句著名的广告词：洗净器和保险套，都是应人类渴望而产生的。"避孕套"这一专门术语第一次出现是在1717年，很可能来源于拉丁语"康杜斯"（Condus），意为容器。也有人认为出自波斯语"肯都"（Kendu），意为"动物皮做的长条容器"，以后人们就将避孕套叫"康斗木"（Condom），在拉丁语中"Condos"是预防的意思。

到18世纪末，梅毒的毒性已大幅减弱，少有瘟疫般的大流行。此时正是浪漫主义狂飙的年代，疾病的社会化和人格化赋予了疾病浪漫化的哲思。根据历史学家肯特·托马斯（Keith Thomas）的记载，17世纪的英国人相信快乐的人不会得瘟疫，意志的力量足以击退来袭的各种传染病，无须经由上帝的奇迹。疾病的隐喻化将它们分门别类，梅毒则归于被污名化的这一群。虽然到此时，梅毒不再是骇人的恶疾，也不具备瘟疫般的毁灭力量。然而客观的医学证据并不能抿除深入集体潜意识的梅毒意象：梅毒不仅令人形销骨立，还能进一步腐化社会。梅毒早已化身为诗人笔下奔狂舞蹈的文学隐喻，以及关于灵魂净化的投射。梅毒不再只是疾病，它是符号、标记、神话，它是整个历史的想象。

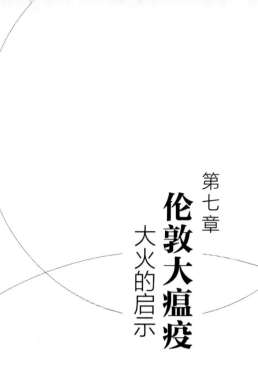

第七章
伦敦大瘟疫
大火的启示

伦敦大瘟疫的恐怖催生了「第一次卫生革命」。

法国历史学家布罗代尔认为：鼠疫在18世纪的衰退，根本原因是在16、17和18世纪历次城市大火后，原有的木屋被石头房子所代替，室内卫生和个人卫生有所改善，小家畜远离住宅，从而使跳蚤失去了繁殖的条件。

✿ 鼠疫再袭欧洲

文艺复兴时期以后，没有再出现14世纪黑死病那样如同"世界末日"一般的鼠疫大泛滥。但是，鼠疫的危害并没有绝迹，而是不时地突然冒出来，充当着死神的先行官，继续给人类的生命造成巨大的危险。

16世纪，鼠疫在欧洲又有所泛滥。1522年，鼠疫侵袭罗马，罗马人口减少到5.5万人，1527年减至4万人。1527年盛夏，瘟疫在罗马又流行起来，加上饥馑以及入侵军队的破坏，罗马变成一个悲惨、恐怖、无人迹的城市。城里4/5的房子人去楼空，数千幢房子成了废墟。教堂和街道上堆满了尸体，许多尸体暴露在阳光下，任其腐烂，散发着恶臭。教皇的好几个仆人也染病身亡，而当时入侵的2500名德国士兵几乎死光。1576年，威尼斯再次发生鼠疫，每天有200人死亡，全城1/4的人口死于这场瘟疫。

由于穷人的生活条件和卫生条件差，类似鼠疫的传染病在穷人中的传播更为广泛。1532年，鼠疫又一次打击巴黎的穷人。维索里（Nicolas Versoris）的《理性书》中写道："死亡者主要是穷人，因而原来在巴黎以行窃为生的大批小偷剩下不多了……从普蒂香街区来看，原在这里居住的许多穷人竟被清扫干净。"在当时的萨瓦地区，每当疫病过去后，富人重返他们经过认真消毒的房舍之前，总会让一个穷女人先在那里住上几个星期，让后者用生命做试验。而富人一听说有疫病传染，就赶紧逃到他们的乡间别墅。

17世纪，欧洲的鼠疫继续危害四方。1628年至1629年，在里昂城，可怕的瘟疫使半数居民死亡。1629年至1631年，意大利暴发了一系列的鼠疫，通常称为"米兰大瘟疫"。

1629年，德国和法国士兵将传染病带到意大利城市曼托瓦，威尼斯的军队也染上了疾病，当他们撤退到意大利中北部时，将疾病传染给了当地人。1629年10月，瘟疫波及米兰。米兰市迅速启动了有效的疾病防治措施，包括隔离检疫、限制德意志士兵和商品进入。然而，1630年3月的一次狂欢节使一切努力化为乌有，瘟疫开始在米兰大规模流行。1631年春季和夏季又开始了第二波冲击，米兰13万人口中有6万人死亡，米兰成了名副其实的"恐怖之城"。

威尼斯的瘟疫流行情况也很严重，威尼斯当时人口为14万人，有4.6万人受到感染。西方学者认为，这场瘟疫造成了威尼斯的衰落，这不仅表现在商业方面，最终也使威尼斯在政治上开始走下坡路。教皇国统治的博洛尼亚失去了1.5万名臣民，附近的摩德纳和帕尔马同样深受瘟疫困扰，瘟疫还通过蒂罗尔进入了奥地利西部。在1630年至1631年，意大利北部地区，估计有100万人死于鼠疫。1654年至1656年，鼠疫再次袭击意大利，造成大片地区荒无人烟，热那亚城一年死亡了6.5万人。

这场鼠疫在荷兰、德国、波兰等地也凶猛传播着。在德国还有一段关于这场瘟疫的轶事。慕尼黑有一个彩绘屋小镇，小镇的每栋房子外观是一幅幅以宗教或童话为主题的壁画。这座小镇因为历史悠久的"耶稣受难复活剧"而声名远播。传说在1632年，黑死病肆虐，此镇亦无法幸免。为了赶快脱离黑死病的威胁，镇上的居民虔诚地祈求耶稣帮助，并承诺从1633年起，每隔10年演出一场"耶稣受难复活剧"，以荣耀主。果然，黑死病从此远离这座小镇，而这场宗教剧绵延至今，成为此镇每10年一次的大事。

¤ 大疫、防治与大火

17世纪的欧洲瘟疫蔓延到英国。1664年，伦敦再次暴发腺鼠疫。

伦敦瘟疫的来源有两种说法：一种是来自法国说。1665年4月，两个法国海员昏倒在伦敦西区特鲁里街与朗埃克路口，他们身上携带的病毒后来引起了大范围的传染。另一种是来自荷兰说。这种疾病自1599年起就在荷兰传播了，民众的死亡人数不少于5万人。

伦敦的圣吉尔斯教区是瘟疫袭击的第一个地区。1664年底至1665年初的冬天，那里就已经有病例出现，穷困工人成为鼠疫肆虐的第一群牺牲者，所以这种瘟疫被称为"贫民的瘟疫"。起初只有3人死于瘟疫，惊惶的谣言却传遍全城。官方发布的《每周死亡统计表》的数字时高时

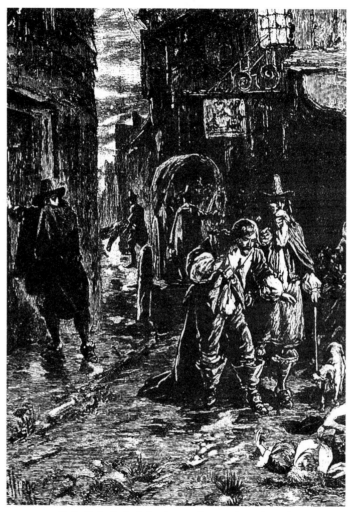

　　1665年伦敦大瘟疫流行时，两个男子发现街上有一名死于鼠疫的遇难者。在他们身后，一具死尸正被抬到车上。此图采自［英］玛丽·道布森著，苏静静译：《疾病图文史：影响世界历史的7000年》，金城出版社2016年版

低，市民的情绪阴晴不定。然而到了1665年4月，瘟疫已悄悄蔓延至两三个教区。随着炎热天气到来，瘟疫逐渐从城市东部朝西部推进。市政当局已无法隐瞒病情，而一直自以为还有希望的市民，再也不愿受蒙蔽了，索性开始搜查房子，发现瘟疫到处存在。在圣迦尔斯教区，好些街道被传染了，好些人家病倒了；该教区一周内就被埋掉120人。

染上瘟疫的人先是脸颊、前额、手腕和喉咙出现点点黑斑，继之胳膊和腿脚红肿，最后伴随着痛苦的呻吟和喘息声，在绝望中死去。此疫传染性很强，发病率和死亡率很高，一人染上，周围所有人概莫能免。

最初的几例病人出现后，立刻引起了伦敦人的极度恐慌。国王查尔斯二世以及英国王室逃出伦敦暂住牛津，市内的富人纷纷携家带口匆匆出逃。伦敦城有1万多所房屋被遗弃，有的用松木板把门窗钉死，有病人居住的房子用红粉笔打上"十"字标记，并在旁边写上"上帝保佑我们"。街道上拥满了贫穷的病人，教堂里弥漫着悲伤、忏悔和虚弱的气息。似乎每个人都在谈论这个人死了，那个人病了，这个地方是这样，那个地方也是这样。

这时的伦敦正处在王政复辟时期，人口暴涨，市面繁华，泰晤士河畔贸易兴隆。尽管在瘟疫之初已经有许多人逃离城市，伦敦城里还是人满为患。大量外来务工人员（以纺织工居多），各行会的学徒工，男女仆人，底层贫民和流浪汉，他们是这个城市最为穷苦的人，其境况也最为凄惨。构成城市主体的普通市民，他们多半无处可逃，困守危城，处境极为凶险。

面对着瘟疫的恐怖和大逃亡的恐慌，还是有许多人选择留下来，伦敦市市府参事（地位仅次于市长）和主要当局官员选择谨守岗位，伦敦市长罗伦斯（Lawrence）亦留守城中。政府开始聘用公立医生为大众服务。在伦敦的大街上，处处能看到神职人员、医生和药剂师忙碌的身影。在瘟疫高峰时，鼠疫医师每日自发地穿街过巷为病人诊断，尽管他们中有许多人是欠缺西医公会的执业资格。

政府采取了多项关于公众健康的措施，其中有些对日后公共医疗机构的成立颇有建树。但当时的瘟疫情况已经到了刻不容缓、等不了仔细分析利弊的危急之际，好些措施只是单纯的盲目之举。市议会严格下令扑杀所有猫、狗（其时仍未认清病源），这个决定后来被证实是徒劳无功，因为真正的罪魁祸首——老鼠的数量反而因为天敌猫、狗不在而变得更加不受控。当局发出指示要夜以继日地在城区内燃烧大火，企图借此令空气变得洁净。同时在街头焚烧各种具有强烈气味的物质，如辣椒、啤酒花和乳香，并且严格敦促市民吸食烟草以吐出烟雾，希望凭这些物质抵御病毒在市内散播。

当时人们认为传播鼠疫的是微生物，为了防止自己吸入这些微生物，有些富人会携带一小束花，将自己的鼻子埋在花里。

当局的有关举措收效并不明显，伦敦的死亡人数仍旧在不断攀升，到1665年8月，每周死亡2000人，1个月后竟达8000人。在这场瘟疫中，伦敦有7.5万到10万人丧生，这个数字已经超过当时伦敦总人口的1/5。

恐慌情绪在整座城市的民间挥之不去。

一位亲身经历这场瘟疫的记者在他的日记中记录了瘟疫下的一个真实故事："一对母女从外面回到家，女儿说头有点痛，母亲赶紧安顿女儿躺下。她提着油灯看了看女儿的身体，不幸的是她看到了黑死病的标志：肿大的腹股沟淋巴结。母亲疯了似的奔向大街，痛苦地哭嚎，她再也没有回家。两个小时后女儿死在床上，一个星期后母亲也死去。"

情况一直到冬季来临才有转变，死亡人数开始逐步放缓。第二年2月，国王查理二世认为首都的疫情已经受到控制，于是便与一众随行人员返回伦敦。不过，由于英国在瘟疫期间并没有中断与欧洲大陆的商务来往，使得法国在接下来的冬天马上遭殃，暴发出新一轮的鼠疫。

但是，正所谓祸不单行，饱受鼠疫摧残的伦敦又遭遇了一场大火的袭击。

1666年9月2日凌晨，伦敦一位面包师约翰·法里诺的面包房起火，蹿出的火苗引燃了附近的斯塔客栈庭院中的干草堆，熊熊大火直冲天空。数千居民迅速跑到街上，不是为了救火，而是"看火烧"。因为在这个到处都是木结构建筑的城市中，失火是司空见惯的。以往的大火仅给少数人带来祸害，所以人们并未意识到大火的灾难性后果。就连接到失火通知的伦敦市长，也是在大火燃烧了近一个小时后才姗姗赶到火场，并对此不屑一顾。

但大火越烧越旺，到了下午，大火已经烧到泰晤士河畔，装满木材、油料、白兰地酒和煤炭的仓库像炸弹一样，一个接一个爆炸，遍地火海。加上天气干燥、西风猛

祈祷、隔离与共生

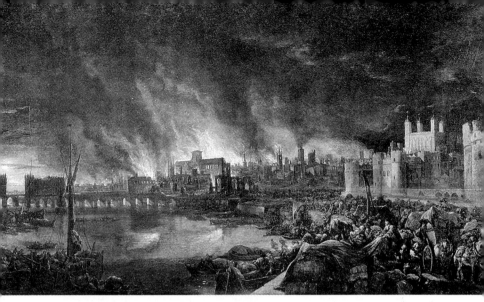

1666年伦敦大火，油画。这场灾难使泛滥成灾的老鼠们遭到灭顶之灾，危害一时的鼠疫逐渐消失了。此图采自［美］雅各布·阿伯特著，刘彦峰译：《查理二世》，华文出版社2018年版

烈，大火更如虎添翼，横行无忌。市民试图扑灭大火，可无济于事。燃烧4天后，连市政厅和伦敦市的金融中心皇家交易所，以及著名的圣保罗大教堂也化为灰烬，整个伦敦成为一片火海。

人们恐慌起来，街道、河里到处挤满了仓皇出逃的人群。最后，由英王查理二世亲自指挥，英军参与灭火，天又下了一场大雨，才总算将延续5天的大火平息了。这场大火使伦敦83.26％的城区化为瓦砾，87座教区教堂、许多重要的商厦、无数的店铺被烧毁，13200户住宅毁于一旦，1200多万英镑财产受到损失，20多万人流离失所、无家可归。

火灾致使灾难更加可怕。然而，这场史称"伦敦大火灾"的巨大灾难，却也使泛滥成灾的老鼠们遭到灭顶之灾，危害一时的鼠疫逐渐消失了。

✿ 隔离：亚姆小镇的自我牺牲

亚姆小镇位于距英国中部城市曼彻斯特35千米的德比郡山谷中，居民主要是来自中世纪英格兰开采铅矿的矿工。亚姆镇是连接英国南北的交通补给点，成为英国南北商人往来的必经之路。

在伦敦暴发大瘟疫之后，一名从伦敦来的布料商人把瘟疫带到了亚姆镇。与布料商人接触最多的裁缝一家四口，两天后发烧昏迷、皮肤溃烂，直至死亡。接着，镇上的居民也出现了高烧症状。

这时，伦敦瘟疫的消息传到了小镇，人们十分恐慌，决定逃离家乡，向北撤离。镇上教堂牧师威廉姆·莫泊桑把居民召集到教堂里商议：如果往北撤离，肯定会把瘟疫带到北方；如果留在镇里，或许可以阻止瘟疫波及剩下的大半个英国。他说："走的话未必能活，谁也不知道自己有没有感染瘟疫；不走的话就会死，哪怕没感染的人也很容易被感染。但我们愿意试试，因为善良需要传递下去，后人们要记住善良。"这段话被刻在亚姆镇中央空地的纪念碑上。

经过简单的讨论，居民做出了最痛苦的选择：留下来，将整个小镇隔离，阻止瘟疫通过亚姆镇蔓延至北方，以免村庄和社区受到瘟疫的摧残。居民用石头建成高墙，并发誓永不穿过这条边界。为确保能够得到食物和必要供给，他们在隔离墙上挖出孔洞，并把硬币泡在装着醋的孔洞里（当时醋被认为能够起到消毒作用）。而外边的商贩会定期收集硬币，然后留下一些肉类、谷物。

他们把通往北方的道路封锁，留下几个身强力壮的男子在路边阻止行人，其余人将自己关在有水井的笼子或围墙里，确认感染的人会被移送到酒窖和地下室中，未感染或确认痊愈的人才能离开。最后，进入酒窖和地下室的所有人都没能活着出来。

隔离后的亚姆镇尝试各种方法防止瘟疫在居民间传播。威廉姆·莫泊桑的妻子在被确认感染瘟疫的前一天告诉丈夫，周围的空气闻起来甜甜的。也正是这句话让莫泊桑意识到她被传染了。这就是当时人们在瘟疫中学到的经验——如果一个人的嗅腺出现好闻的味道，往往意味着他已经感染瘟疫，体内的器官已受损甚至腐烂。

居民开始认为瘟疫是通过空气传播的，于是戴起塞满药草的面具，避免闻到甜味。有些人甚至坐在臭水沟里。但所有的努力都于事无补，死亡人数不断增多。到1666年8月，全镇344人中，有267人死亡。

随着时间的推移，越来越多的居民被确认染上瘟疫，镇上出现了越来越多的墓碑。病人的尸体只能集中深埋，留下墓碑是为了写几句话告诫活下去的人。矿工莱德写给女儿的是"亲爱的孩子，你见证了父母与村民们的伟大"；医生写给回娘家的妻子的是"原谅我不能给你更多的爱，因为他们需要我"；牧师威廉姆写的是"希望你们把善良传递下去"。

这个安静的小镇，成为英国历史上最具牺牲精神及英雄气概的地方。亚姆镇居民的无私与勇敢，很快感动了周边的居民。附近居民约定轮流给亚姆镇的居民送来食物与药品。留守居民怕瘟疫传染给这些赶来帮助的人，于是让他们把物资放在村口围墙上。

亚姆镇的居民自愿隔离14个月后，瘟疫消失了，德比郡政府随后派人前来确认，当时的报纸连续10天以"贤者之乡"为头版，内容是"全村只剩下70个人活着，其中33个是16岁以下的孩子，剩下的是这些孩子的母亲和监护人"。

10年后，英国国王查理二世偶然听到一名仆女谈起父母的事迹，感动得当场落泪，随即要求全国周知，并特赦亚姆镇后代世袭免税。至此，亚姆镇的事迹才广为人知，在后续无数诗人、画家的艺术作品中，亚姆镇的居民一直被冠以"贤者善人"的代表。

☼ 笛福的《瘟疫年纪事》

《鲁滨孙漂流记》的作者丹尼尔·笛福（Daniel Defoe）在1722年出版的《瘟疫年纪事》中记载了当时伦敦这场大瘟疫。

《瘟疫年纪事》并非发自第一线的报道，伦敦暴发瘟疫那年，笛福只有5岁，对灾情谈不上有详细的记忆。他写成此书出版时，那场灾难已过去半个世纪。这本书可能是基于笛福的叔叔亨利·笛福当时所留下的记录而写成的。亨利·笛福是一位鞍具商，瘟疫暴发时他独自留在伦敦，把他的所见所闻记录下来。他说做此记录的宗旨是要给后人留下一份"备忘录"，万一再有类似的灾难发生，也好给人提供指导。

《瘟疫年纪事》用编年体的撰写方式记述这场大灾难，从1664年9月到1665年年底，逐月记录它的起落和进程。书中巨细靡遗地描述具体的社区、街道，甚至是哪几间房屋发生瘟疫。它提供了伤亡数字表，并讨论各种不同记载、轶事的可信度。后世对这本书给予很高的评价，人们把它视为有关"大疫年"的一部百科全书。

《瘟疫年纪事》以栩栩如生的笔触描述了伦敦大瘟疫的惨状：病人突然从家里冲到街上，边走边跳舞，做出上百个滑稽动作，身后跟着追赶他的老婆和孩子，大声呼救，悲泣号叫。这种可笑又悲惨的情景，让人恍惚觉得是进了疯人院。许多有瘟病在身的人，不知是由于痛苦之极还是由于恐怖难耐，裸身裹着毯子跳进坟坑里，自己将自己埋葬。

《瘟疫年纪事》还记录了因灾难而改变的生活：一方面，宗教生活变得空前团结和虔诚，就连那些铁石心肠的杀人犯也开始大声忏悔，痛哭流涕对人供认隐瞒已久的罪状。另一方面，人们互相提防，偶尔碰面也都绕道避开，怕的是染上瘟病。层出不穷的江湖医生、魔术师、星相家、智多星、预言家，他们信口开河，趁机诈骗穷人和病人的钱财。在瘟疫的痛苦和瘟疫的恐怖达到高峰时，人们多半分不清谣言和真相的区别。市政当局制定严格法规，将染上瘟病的人强行关闭起来，事实上常常是将有病的人和没病的人关在同一个屋子里，造成出乎预料的悲惨后果。

笛福还提到了当时的一些做法。一是疫情报告制度。各房屋的主人，一旦其屋里有人害病，或是在身体的任何部位出现疙瘩、紫斑或肿块，或是在别的方面身患恶疾，缺乏某种疾病的明显原因，则在所述征象出现之后，要在两小时内将此告知卫生检查员。

二是隔离。上述检查员、外科医生或搜查员一旦发现有人患上瘟疫，就要在当晚将他隔离于该房屋；如果隔离后并未死亡，在服用了预防药之后还要在同间屋子待满一个月。为了阻隔已传染病毒的物品再次传染病毒，寝具、衣物及室内帐帘，再度使用前，按检查员的要求，必须在被传染的屋子里燃烧规定的香料熏烧，同时保持通风。

三是公共卫生。规定每户人家务必做好各自街道的卫生。清洁工每日以吹口哨为提醒标志，将居民清理出来的垃圾和秽物清理干净。垃圾堆被搬到尽可能远离城市和公共道路的地方。不管是什么种类的臭鱼，或不新鲜的肉，或发霉的谷物，或腐烂水果，都不得出售。

四是规定城里任何地区不得养猪、狗、猫、驯鸽、兔。所有游戏、逗熊表演、娱乐竞赛、民谣演唱、圆盾游戏，或诸如此类的群众集会事件，均厉行禁止，违者由各教区参议员严加惩处。所有公共宴会，特别是由该城市团体所举办的宴会，还有在酒馆、啤酒店以及公共娱乐场所举办的晚宴，均须禁戒，直至有进一步的规定和许可为止。

按照笛福的描述，这些规定得到有效的执行，对于控制瘟疫的扩散起到了一定的作用。值得一提的是，其中有些措施现在也在采用。

¤ 第一次"卫生革命"

鼠疫横行给人们造成巨大的危害和创伤，也促使了人们对于公共卫生的重视和改善，特别是在社会公共卫生的立法方面取得了重要进步。

早在14世纪黑死病泛滥之际，威尼斯等地就开始实行检疫和隔离制度。1656年，罗马城鼠疫流行时，教皇的特派卫生委员加斯塔尔迪（G.Gastaldi）采取了一系列有力措施，比如在城门及边界设立卫生督察，所有旅行者必须持有健康证明书；街道及下水道均需整理洁净；对沟渠水道作定期检查；设立衣服消毒地点；禁止人群聚集等等。在他1684年所写的一本书里记有245条法令，均为在防御鼠疫时颁布的，是卫生防疫史上的重要文件。

不仅针对鼠疫，在对付其他传染病方面，许多地方作出了法律规定。在17世纪末，意大利已经开始实施抗痨立法。1735年，威尼斯共和国规定结核病病人不得送入普通医院。1754年，塔斯康大公公布了一项法令，规定凡属痨病者所有的未加消毒的物品一律禁止出售或出口。1782年，那不勒斯的公共卫生法庭宣布，凡属痨病者的衣服和房屋不加消毒的处以严重刑罚，一次罚金300金币，对重犯罪过的医生处以10年监禁或流放。

在文艺复兴时期，像佛拉卡斯托罗那样较高级的医生，被视为意大利的一种无衔的贵族，医生比僧侣更受尊重。有些人不仅被聘为医学顾问，而且还兼做政治顾问，甚至常常是王子、主教和国王之流的座上客；有许多人还是精于古典文学、收藏艺术作品的人文学家，往往是那些大艺术家的挚友。这时的人们开始逐渐摆脱对瘟疫的迷信和超自然的解释，用自然的原因和科学的方法来寻找战胜疾病的途径。

在教会人士和医学界的一致提倡下，文艺复兴时期医院也发展很快。1305年，意大利中部锡耶纳就建立了一所规模很大的医院。1423年，威尼斯在拉撒瑞岛上建立一所传染病医院，专门收治患有传染病的病人，这是欧洲第一家传染病医院。到15世纪，佛罗伦萨已经有35所医院。有些医院的建筑是很有名的，有的医院在大厅装饰着精美的艺术作品。

国际上把对鼠疫等传染病的防治称为"第一次卫生革命"。法国历史学家布罗代尔在《15至18世纪的物质文明、经济和资本主义》一书中认为：鼠疫在18世纪的衰退，根本原因是16、17和18世纪历次城市大火后，原有的木屋被石头房子所代替，室内卫生和个人卫生有所改善，小家畜远离住宅，从而使跳蚤失去了繁殖的条件。

18世纪前后，欧洲各国积极加强基础卫生设施的建设，如上下水道的改进，并且重视对垃圾的处理，加上普遍进行杀虫和消毒，使鼠疫等一度严重危害人类生命的传染疾病得到了有效的控制。

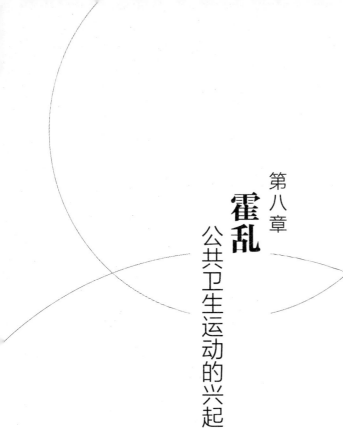

第八章

霍乱

公共卫生运动的兴起

霍乱促进了公共卫生的变化。霍乱的发作在供水和排污方面引起了一场思想革命。供水和排水是19世纪技术上和社会上最有意义的里程碑之一。

¤ 霍乱在旅行

进入19世纪以后，人类与瘟疫的较量进入到一个新的阶段。在此之前，人们还不知道是什么原因让人得传染病而死亡，还不知道为什么瘟疫会突然暴发，吞噬成千上万人的生命，从而也就没有真正与瘟疫面对面地交锋。虽然，人类从未放弃寻找控制疾病的方法，一代又一代的医生和仁人志士像对待异族入侵一样挺身而出，浴血奋战，但是，在更多的时候，我们只能眼看着自己的同胞一个个倒了下去。然而，这一切在19世纪有了转机。人类通过科学试验找到真正的致命杀手，终于向瘟神举起了科学之剑。

19世纪，人类与瘟疫的第一场战役，是从抗击霍乱开始的。

霍乱在中国古代又叫"扁螺痧"，这是形容病人在极度脱水的情况下十指螺纹皆扁。在中国古代医学文献中，如《伤寒论》《肘后方》《千金要方》等有关于霍乱的症状及治疗的记载。霍乱是一种猝然发作的急性细菌性肠病，症状为无痛性大量水泻，双腿抽筋、大量和持续的呕吐以及快速脱水、酸中毒和循环衰竭。严重未治疗的病人可在数小时内死亡，致死率超过50%。

历史上，印度恒河三角洲是霍乱的地方性流行区，有"人类霍乱的故乡"之称。在古代，由于交通的限制，医

祈祷、隔离与共生

记疫

学史家形容"霍乱骑着骆驼旅行",因此,直到19世纪初期,霍乱还只局限在印度。然而,这一切在19世纪初发生了改变。由于通商、航海、朝圣等人员流动规模的扩大,以及随着资本主义的发展和殖民主义的扩张,国际交通日益发达,霍乱则开始由印度向外传播,成为世界性大瘟疫。

1817年,霍乱在印度加尔各答地区突然暴发。在此后的15年中,霍乱传到世界大多数地方,造成大量的人员死亡,成为19世纪初最恐怖的流行疾病,被称为"曾摧毁地球的最可怕的瘟疫之一"。

当时,印度处在英国的殖民统治之下,霍乱在印度的流行造成了殖民者与当地民众之间的紧张关系,成为一个政治问题。印度人把霍乱的发生归咎于英国人宰食牛肉之类的"渎神"行为,因为印度人一直把牛奉为"神"。一方面,印度人驱逐霍乱的宗教仪式,又常使英国人怀疑他们是在聚会密谋叛变。另一方面,英国的医师发现印度教徒到恒河朝圣并饮用河水(圣水)的宗教习俗,是霍乱传播的原因之一,因而对此大加鞭挞。但这种批评并不仅仅是基于医学上的理由,还夹杂着对印度人与印度文化的鄙视与偏见。批评朝圣习俗最起劲的是基督教传教士,他们的宣传对英国人关于印度与印度教的偏见有非常深远的影响,造成了印度人等同于疫病威胁的恶劣印象。

然而,虽然殖民政府早已知道朝圣与霍乱散播的关系,但却一直没有禁止或管制此种行为,也没有对朝圣客进行强制检疫。因为他们担心干预印度人的宗教习俗,会激发他们的反抗与叛变。重商的英国政府也不支持会影响航运与商业活动的隔离检疫政策。此外，也可能是最重要的，当时在印度的英国医师并没有取得一致意见，许多人并不能确定霍乱的传染方式。大多数医师并不相信霍乱是借由病人污染饮水而传播，而认为它是由瘴气造成的，引发流行的因素与气候、环境有关。

由于殖民当局对霍乱的流行控制不利，在印度发生的瘟疫开始向外传播。实际上霍乱是在事先没有任何预兆的情况下迅速流行起来的。1817年，正当印度霍乱流行之际，疫气循陆路蔓延，直侵中国南部。1820年，因英国用兵缅甸，霍乱流行，又经海道侵入广州，并波及宁波、温州，次年在中国境内大流行。这次瘟疫使得我国受灾地区人口锐减。据不完全统计，重灾区的死亡率达到8%左右。1826年霍乱在中国又有一次大的暴发。

印度的霍乱同时向中亚和欧洲传播。当时有报道说，霍乱已经开始从印度北部、阿富汗和波斯传到欧洲，欧洲人立刻陷入极大的恐慌之中，有些国家开始实行限制旅行者入境的措施。1830年，霍乱传到俄罗斯和东欧地区，每20个俄罗斯人中就有一人死于霍乱，每30个波兰人中也有一人死于霍乱。

1831年夏天，横扫欧洲的霍乱开始在德国流行，大批居民痛苦挣扎直至惨死，在柏林、维也纳、汉堡分别夺走1426、2188和910人的生命。在1831—1837年的霍乱流行期间，莫斯科的死亡率为1.5%，伦敦为0.4%，巴黎为2.4%，马赛为2.2%，里尔为1%。

哲学家黑格尔也在这次瘟疫中染病去世。在这年夏天，黑格尔像许多人一样为了逃避危险，暂时躲避到了乡下。柏林大学秋季学期开课的时候，黑格尔重新回到了柏林市内，并开始讲课。他的身体状况看上去很好，在课堂上也一如既往地凭借着谈吐的魅力吸引着柏林大学的青年学生。然而到了一个星期天的白天，黑格尔突感身体不适，谢绝了当日原本要会面的朋友，因病情加重，于是请了一些医生。医生起初还很乐观，认为不是霍乱。然而，医生在会诊时确诊为可怕的霍乱并开药治疗，第三天晚上黑格尔悄然离逝。这位承载着人世间最高理性的哲人，在应对霍乱时与众生一样显得无能为力。

黑格尔的葬礼从一开始就遭到了严厉的限制。由于霍乱行政条例的存在，原本任何一具因霍乱而死的尸体都会被悄无声息地快速地处理掉。经过黑格尔家人、友人的几番申诉，柏林警察局勉为其难地破例同意黑格尔的遗体以相对体面的方式下葬。而在几天之后，破例同意黑格尔葬礼的警察局局长被勒令撤职。11月16日，黑格尔的遗体被放置在四匹马拉着的灵车后面，由他的遗孀与两个儿子牵引着，后面跟着大学教师和学生。在那个霍乱流行而尽量避免外出的年代，参加黑格尔葬礼的人们拥有一份格外的勇气。而在葬礼上，没有任何一个普鲁士的政府官员出席。

第二年，霍乱袭击巴黎，有18402人死于这场瘟疫。霍乱有时候会用一种戏剧性的，可以说是浪漫主义的方式进行袭击——在歌剧院举行的舞会上，有人会突然一声大叫，继而瘫倒在地，霎时毙命。诗人海涅（Heinrich Heine）的诗篇中也描述了1832年霍乱突然闯入巴黎热闹狂欢节的情景：在令人眼花缭乱的演出中，一个舞蹈者揭去面具，露出霍乱的面相。致死的直接病因是虚脱。

在英吉利海峡，英国军舰拦截从疫病流行地区驶来的货船，但是霍乱仍在蔓延，霍乱在英国致使7.8万人丧生，一些小村庄几乎全村覆灭。然后，船舶又载着霍乱越过大西洋，传到北美。

¤ 斯诺的霍乱地图

霍乱不仅仅夺去成千上万人的生命，而且也成为一个社会政治问题，就像在它的发祥地印度出现的情况那样。由于当时几个欧洲国家正经历着革命或重大社会变革所带来的紧张冲突，加上不受节制的资本主义导致严重的阶级对立，霍乱的流行就成了引爆冲突的火种。资产阶级批评穷人习性肮脏导致疾病散播，穷人却怀疑有钱人在水中下毒，要借机摆脱济贫的负担，结果引发多场暴力冲突。霍乱初次传播到英国时，由于当时规范医学校解剖尸体来源的《解剖法》刚在争议声中通过，许多病人因而不敢前往医院，害怕自己成为医师解剖研究的对象，甚至还发生医疗院所遭暴民攻击的事件。

自19世纪初的霍乱大流行后，霍乱又多次发生世界性大流行，给人类造成巨大的灾难。影响大的霍乱大流行有以下8次：第一次在1817—1823年，从印度出发到达欧洲边境。第二次在1826—1837年，分三路穿过俄罗斯到达德国，又从德国带到英国东北的森德堡，1832年被爱尔兰侨民传到加拿大，在同一时候又传到美国。第三次从1846年一直持续到1863年，其中1848年传到北美并波及整个北半球。第四次是1865—1875年的世界性大流行，通过一艘从埃及到英国的航船流传开来。第五次和第六次分别发生在1883—1896年和1910—1926年。第七次是自1961年起的世界性大流行，霍乱开始从印度尼西亚的苏拉威西岛向毗邻国家和地区蔓延，波及五大洲140个以上的国家和地区，报告病例数350万以上。第八次是1992年10月开始的世界性大流行，一种新型霍乱席卷印度和孟加拉国的某些地区，至1993年4月报告病例数10万余，波及许多国家和地区。

　　1832年霍乱在英国平息以后，人类开始对瘟疫进行理性研究的漫长征程。英国医生约翰·斯诺（John Snow）通过调查发现，伦敦霍乱的大量病例是发生在缺乏卫生设施的穷人区，而在慈善协会赞助下建立的工人样板家里，装备了必要的卫生设备，即使受到瘟疫袭击最厉害的地区，也没有人死亡。他到伦敦死亡登记中心，要来了所有因霍乱去世的人的详细住址，并在地图上用黑杠标注死亡案例，最终地图"开口说话"，追查到伦敦霍乱暴发的根源，是一条叫布罗德街的街道上已被脏水污染的一台水泵。因为在地图上显而易见，霍乱死亡的人数和分布围绕着水井扩散开来。这就是著名的"斯诺的霍乱地图"。

这个公共水井距离受污染的水道仅有1米，更深入的调查证明，在当地霍乱流行前，布罗德街一名儿童有明显的霍乱症状，浸泡过孩子尿布的脏水倒入离水井不远的排水沟里，而这个排水沟与水井并未完全隔离。这项惊人的发现让约翰·斯诺再一次坚信自己之前的研究成果，即霍乱是通过受污染的饮用水传播的，并建议伦敦政府封闭这个公共水井，阻止居民继续饮用这里的水。1854年9月，伦敦政府最终采纳了斯诺的意见，取下了布罗德街水泵的摇手把。第二天患病人数迅速减少，该区域的疫情被有效地控制住。

约翰·斯诺使用空间统计学查找到传染源，使绘制地图这种方法成为医学地理学及传染病学中一项基本的研究方法。这幅地图在2014年被Tableau Software评为人类历史上最有影响力的5个数据可视化信息图之一，在很大程度上改变了人类思考世界的方式。

"斯诺的霍乱地图"成为一个经典案例。当医学家们遇到棘手的传染病问题时，常常会问："我们的布罗德街水井在哪儿？"

虽然约翰·斯诺并不知道霍乱的传染源，但他据此推断出霍乱传染与供水有关，是通过受污染的饮用水传播的。他的研究表明，向各户人家供给纯净饮用水十分重要。一年之后，伦敦一份叫《建设者》的杂志刊登了约翰·斯诺的发现，同期还刊登了一份对伦敦地下水系统的调查。调查表明：许多年来，伦敦的地下水系统没有任何改善，排水沟露天敞着，许多家庭的水槽设在地窖里，非常接近没有经过任何净化的排水沟。这份杂志发出呼吁，要求政府"立即清洁所有的排水沟——不是把它们掩饰起来，而是彻底清除"。

约翰·斯诺的发现最终导致伦敦修建公共供水设施，建立起了大规模的伦敦供水网，全部配备压力和过滤装置。这引发了影响整个欧洲的公共卫生运动。之后，这一运动又波及美国、日本、中国等国家，以及全世界。

霍乱的发作在供水和排污方面引起了一场思想革命。供水和排水，是城市卫生的大型工程，是19世纪技术上和社会上最有意义的里程碑之一。

▫ 满地粪便的伦敦、巴黎

从防治霍乱开始，欧洲各国开始了一场具有深远影响的公共卫生运动。因为人们这时才真正认识到，夺去无数人生命的瘟疫，可能会与环境卫生状况有关。

中世纪时，欧洲的各大城市，包括伦敦、巴黎这样的国际大都市，公共卫生环境十分恶劣。人民生活条件简陋，城市基础设施也相当差，人们生活在肮脏不堪的环境中。在这些城市，人口密度非常大而又没有公共卫生系统，每天产生的大量垃圾得不到及时有效的处理，外表华丽的城市点缀着种种污秽恶臭。很难想象，无论是在伦敦、巴黎还是在罗马，狭窄的街道到处是淤泥、垃圾和粪便，动物尸体随处可见，大街小巷臭气熏天。大部分城市，依靠雨水将污物冲走。井中的污物使伤寒的病例增加；用来烘烤面包和酿酒的水，通常是汲自同时容纳城市暗沟污物的溪河。据资料记载，当时的剑桥，暗渠中的污物和垃圾，在街市上的明沟里流动，散发出令人恶心的恶臭，以致很多教师和学者都因此而欲呕。

一些隐藏在污水、垃圾以及交通工具等处的病菌，一有时机，就像烈火在大草原上迅速蔓延开来，成为许多传染病流行和大瘟疫暴发的主要原因。中世纪的欧洲多次瘟疫流行，特别是14世纪和16—17世纪的黑死病肆虐成灾，与当时的卫生条件有直接的关系。

针对城市恶劣的卫生状况，早在1270年，巴黎发布一项法令，规定"任何人不得自楼台窗倾倒'水'及'粪便'，白天夜晚均不可，否则必受罚金处罚"。但是，很明显，这项规定并没有得到执行，因为一个世纪以后，又有一项新的法令公布，规定如果愿意大声叫喊三声"倒水了"，则可自楼台窗倾倒尿粪。

1388年，英国国会就通过了全英国适用的第一部《卫生法》，其中说道："鉴于如此多的粪便、垃圾、内脏，以及杀死的野兽和其他腐败物之流入，投入沟渠、河流及其他水道……复鉴于空气大受腐败、污染，许多疾病及无法忍受之恶疾，每天的确在居民……在前往或正在前往该地旅行的人民之间发生……本会乃一致同意，向英国全境宣布……凡倾倒、弃置这些厌物者……必须完全予以清除……否则将在吾主英王下丧失财物或性命。"

但是，这些法令看来并没有得到认真执行，因为有文献显示，直到17世纪末，一些大城市里的卫生设施仍然很原始。人们把垃圾和排泄物倾倒在道路上是司空见惯的。伦敦直到1782年才开始设置人行道，巴黎出现冲水便桶也是17世纪初的事情，并且只限于极少数的住宅。

当时的巴黎人不仅在城内各处的街道、胡同口旁大小便，甚至在宫殿里也可以随处便溺。例如在卢浮宫，就不得不在许多地方作上标记，禁止人们在此处便溺。巴黎满街是秽物，彼特拉克曾说，除了阿维尼翁外，他确未见过比巴黎更脏乱的地方。达·芬奇为法国城堡的冲天臭气大为吃惊，他为一位朋友的城堡设计建筑方案，其中设计了专门的冲水厕所。但是，这个设计在当时看来很超前，并没有被采纳。散文家蒙田想在巴黎城里找一个可以闻不到臭气的住处，却始终没有找到。英国经济学家阿瑟·杨（Arthur Young）于1787年至1789年到法国旅游，他说，他差点被巴黎街道上的臭气熏死。

史学家G.M.特莱尔（G.M.Traill）描写18世纪爱丁堡街头的情况时则是这样说："在高高的头顶上，有一些窗户打开了，5层、6层或10层高，爱丁堡的厕桶就将过去24小时里积存起来的粪便倾倒在街上。那些泼屎泼尿之前叫喊'小心有水'的人还算是很有礼貌的。底下的行人回叫'别忙别忙'，缩着肩膀就跑起来，如果他那宽大而昂贵的假发没有被屎尿的大瀑布淋着，那就是他的好运气了。这样泼下来的屎尿就躺在大街的马路面上，或者流入路边的低洼处，使夜晚的空气腥臭难闻，直到第二天早晨由市镇保安人员敷衍潦草地清除掉。"

人们对室内卫生、个人卫生方面的知识知之甚少和意识淡薄，在城市内仍可见到人畜共居的情况，甚至会在屋里堆积垃圾和任意倾倒粪便。拥挤的房屋空气不够，也缺少光线。贵族之家尚且多人住在一个房间，中产阶级和穷人七八个人挤在一张床上也是不足为奇的。有的家庭甚至连床都没有，大多数房子是用木头和黏土修成的，当然无法把老鼠挡在门外。

如何解决污水排放问题困扰着欧洲很多城市，偶尔有些聪明人士想出在房屋中间挖掘一道槽。当然这难免有臭气，而且长此以往简直不能忍受。更为麻烦的是，虽然很多家庭有了这样设在屋内的污水池，却没有人愿意打扫，因为这被认为是很下贱的事。

当时人们很少洗澡，穿着肮脏的衣服。因为自从罗马帝国灭亡以后，占领罗马的蛮族将罗马的豪华浴池砸得粉碎，而且基督教的牧师们在长达1000多年的时间里一直在宣传禁绝洗浴。在他们看来，蔑视人体本身是敬神的行为。我们时常听到一些很奇怪的故事，比如说圣亚伯拉罕（ST. Abraham）隐士50年不洗脸不洗脚，有一所修道院中有130多位修女，她们一听说"洗澡"这个词就作呕，如此等等。

这些故事是作为基督教的理想来宣传的。在他们看来，疾病是通过沐浴用水，特别是士兵"从外部世界"带入的病菌经过皮肤毛孔进入身体内所致。人们只是用扑粉和香水掩盖身上的异味。在这种情况下，皮肤感染就是十分常见的，痢疾和感冒之类疾病也降低了人们的抵抗力。并且，从农夫到贵族，虱子和跳蚤人人有份。

17世纪，英国的海军大臣和作家塞缪尔·佩普斯（Samuel Pepys）在日记中写道，他平生第一次洗澡是在他妻子洗过澡之后，那时他才第一次体会到干净的欢乐；有一次，女仆忘了给他放尿壶，他毫不犹豫地把卧室里的壁炉当作厕所来用。佩普斯这样的人对卫生的态度尚且如此，其他平民百姓就可想而知了。这样的卫生条件造成许多城市鼠多成灾，各种疾病，特别是传染病肆虐欧洲大陆。

18世纪中叶，英国开始了工业革命的历程。狄更斯在《双城记》中说："这是个最好的时代，这是个最坏的时代；这是个充满希望的春天，这是个令人绝望的冬天。"工业革命并没有使城市免于瘟疫的侵袭。尽管工业化推动了史无前例的城市化进程，但这些城市的工业生产环境恶劣，工人们栖身于拥挤脏乱的居住环境，造成比从前还要严重的公共卫生问题。其中又以水的供应、垃圾及污水处理、传染病防治等最为迫切。甚至到19世纪，欧洲的大城市还在遭受污浊和粪便的窒息之苦。

随着工业革命的开始，英国和西欧国家在这时经历了人口由乡村向城市的大迁移。工商业集中的城市中人口迅速增长，仅仅在50年内，城市居民人数翻了一番，并且还在持续地增长。建设的速度远远落后于人口的增长，随之就出现了由人口变动所带来的各种问题。美国历史学家伯恩斯等人所著的《世界文明史》指出："城市人口过度拥

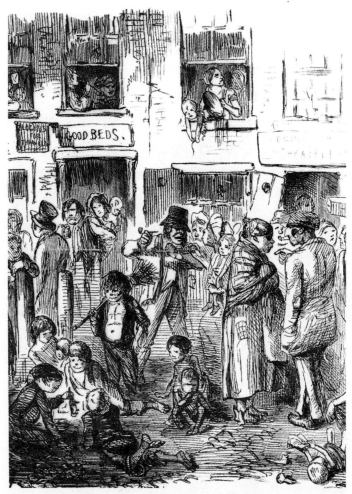

19世纪版画《霍乱王国的朝堂》。该画描述了当时伦敦部分地区的脏乱差，成为霍乱的滋生地。此图采自［英］玛丽·道布森著，苏静静译：《疾病图文史：影响世界历史的7000年》，金城出版社2016年版

挤，对居住其中的居民的健康无疑是一个威胁。中产阶级移居到远离疾病和烟雾的地方，而让最贫穷的社会成员孤处一隅，使之成为疾病的牺牲品。在没有适当的排污设施和新鲜用水的地方，霍乱、伤寒、结核病等是人类天然的杀手，同时这些地方弥漫着从工厂、铁路和民用烟囱里冒出的烟雾。"

在公共卫生方面，过去建立的下水道系统多年来一直跟不上饮用水供应的速度，剩菜剩饭、洗涤污水、屠宰血水、牲畜尸体、夜壶尿水、厕圈粪肥以及其他脏物，统统无视警方的禁令，经阴沟排放或倾倒在阴暗的角落里，任其腐烂发臭，而那些照明差的街道上的敞口阴沟，对行人和车辆经常构成危险。巴黎可能是欧洲供水最好的城市，其供水不过是仅仅满足人均每年进两次澡堂。在曼彻斯特，只有不到1/3的住房拥有相当于厕所的设施。这样恶劣的卫生条件使传染病比中世纪散布得更快。

英国在1841年发表的人口平均寿命统计表明，利物浦居民的平均寿命只有26岁；1843年曼彻斯特居民的平均寿命只有24岁。与这些数字相关联的是大量因传染病死亡的青年，以及极高的婴儿夭折率。

1844年，年轻的恩格斯在英国对工人阶级的生活状况进行了实地考察，他在《英国工人阶级状况》这篇著名的调查报告中，详细描述了英国各大城市中工人居住的贫民窟的恶劣卫生条件。他写道："英国一切城市中的这些贫民窟大体上都是一样的；这是城市中最糟糕地区的最糟糕的房屋……这里的街道通常是没有铺砌过的，肮脏的，坑坑洼洼的，到处是垃圾，没有排水沟，也没有污水沟，有的只是臭气熏天的死水洼。"

说到曼彻斯特，恩格斯特别提到霍乱暴发时的情况。他引述当时的一份文件说：这条街上没有一所房子逃过了霍乱的肆虐。房子是背靠背地建筑起来的，两所房子共用一堵后墙，没有通风和排水的设备，整家整家的人都挤在地下室或阁楼的一个角落里。

伦敦、巴黎等大都市的街道是如此肮脏，给各种病菌提供繁殖发作的土壤。当时医院的卫生环境也十分糟糕。1750年，当奥地利皇帝约瑟夫二世在游历巴黎的时候，考察了当地一所最大的医院。他发现了一个病人躺在一具死尸的旁边，不禁大为惊骇。随后，法国国王路易十六命法兰西学院调查此事，并设立了一个委员会。委员会在做了详尽的调查后递交了一份措辞还算委婉的报告，该报告证实了约瑟夫二世所见确有其事，而且恐怕医院的情况还更糟。该报告中指出，在这所法兰西最大的医院内，活人和死人躺在一处，有时候居然五六个病人挤在一个病床上。在医院内传染病病人没有特殊的隔离设备，出天花的人往往和生热病的病人同居一室。一个病人身上的被单揭下来马上就盖在另一个病人身上，一些疥疮之类的传染病自然从这个病人传到那个病人身上，而且由于没有适当的防护措施，医生和护士也不能幸免。因此，最终委员会的报告宣称：市立医院实乃传播疾病于巴黎全城的不竭之源泉。

☐ 欧洲的公共卫生运动

城市中恶劣的公共卫生状况，是造成大规模瘟疫的主要原因。在19世纪上半叶，人们对于这一点已经有了比较清楚的认识。特别是排泄物污染公用水源，是烈性传染病在人口密集的城市中容易传播的一个关键原因。这一切迫使政府必须实施控制政策和提供公共服务。

19世纪上半叶，英国律师埃德温·查德威克（Edwin Chardwick）是公共卫生学发展中最为重要的人物。他在参与修订《贫民法》时，认识到贫困与疾病的关系，他提出疾病是贫困的根源而不是相反。他于1842年出版了一本研究公共卫生的著作《大不列颠工人群众的公共卫生状况之报告》，支持公共污物导致疾病，而疾病加重公共开支的观点。他还敏锐地把焦点集中在水的供给和排放的公共支出上。

1845年，英国的一份官方报告建议各地要有单一的公共卫生主管机构，负责有关排水、铺路、净水、供水等工作，并且要求主管当局规范建筑物的兴建准则。

1848年，英国议会通过了一项《公共卫生法案》，要求监管城市清洁卫生、排除"讨厌的麻烦事"以及提供清洁自来水等。英国在中央政府设立国家卫生委员会，嗣后各省建立了直属于这个机构的分支机构。这个机构到1919年发展成为具有广泛影响的公共卫生部。

国家卫生委员会成立后，就立即开始在工厂工人中研究与疾病作斗争的方法，它第一次收集了准确的统计数字，用以死亡原因的调查，并确定城乡疾病的差异以及不同行业疾病发生率的差异。与此同时，政府采取有力措施，开始大规模建设下水道系统，改善供水系统，设立垃圾回收制度。1860年之后，英国开始实施一系列改良贫民窟的计划，大规模拆除或改建不合乎卫生要求的建筑物，制定了新的建筑规则，规范街道的最小宽度，以保证建筑物拥有基本充足的空气流通和日照。到19世纪末，输水的下水道工程系统扩展到贫民区，工人阶级的住宅也都输送了清洁水。在1870年抽水马桶发明之前，每一栋房子背后必须建有分隔在外的盥洗室。继英国后，法国、德国和美国竞相效仿，开始注重公共卫生的管理和控制问题。

德国仿效英国的成功做法，在公共卫生领域进行了有效的政府管理。1866年，慕尼黑成立了卫生研究所，这是第一所大型科学研究机构，具备当时先进的试验条件，从事卫生学的基础研究。德国卫生学家彼腾科费尔（M.von Pettenkofer）在霍乱和鼠疫方面的研究成果，为制定有效的环境卫生措施奠定了基础。他坚持倡导研究传染性疾病的病原以及抗御传染病的必要措施。他主张必须对来自东方国家的旅行者进行检疫，因为那里流行鼠疫和霍乱。

1842年，汉堡经历了一场严重的火灾，内城的绝大部分建筑夷为废墟。汉堡市政当局请来一位叫林德莱（William Lindley）的英国工程师，建造一座65千米长的大型给水网。75米高的水塔和蒸汽为动力的水泵装置，于1848年建成投入使用，易北河上游的水抽入设备内进行净化处理，从此德国有了第一座普及市民的净水设备。到1850年，汉堡市内1/3的家庭拥有了自己的水管连接设备。那时的水管每天供水几个小时，每家准备容器在供水时接水存放。此后，汉堡又建立了德国第一个下水管道。

随后若干年，柏林、斯图加特、布朗施维格、施特亭、莱比锡、慕尼黑等城市相继建立起管道饮用水厂。1860年，柏林委托一个事务所设计一个城市沟渠工程系统，即下水道系统。1867年，法兰克福着手建设城市排水系统。

在法国，近代公共卫生管理组织是在大革命时期出现的。1802年，公共卫生理事会成立，行使公共卫生管理的职权。19世纪中期，在拿破仑三世（Napoléon Ⅲ）的提倡下，巴黎在欧斯曼（Georges Eugene Haussmann）的主持下进行大规模的城市重建改造，这个巴洛克的理想城市用几何直线打破了中世纪城市充满疾病的物质和社会肌理。它对抗和治理的对象是霍乱，以及伴随城市问题的种种社会骚乱和动荡。几何布局和拓宽的街道被用来重建秩序，城市美学体现的则是卫生和商业的新价值观。在这次大规模的巴黎城市改造中，包括建设全城的自来水供应和下水道系统。由于兴修了瓦纳引水渠和开凿了600千米地下水道网，大多数房屋内部都得到了自来水供应，市民有了清洁的饮用水。1860年，贝尔格朗（Eugene Belgrand）工程师提出的下水道系统计划获得批准并开工修建。排水系统由总干线、干线、分线与支线四级组成，其中支线63250条，长达385千米。水道结构合理，内部一般比较宽阔，便于维修和参观。各幢房屋的污水由这些下水道排入塞纳河，然后流入大海。

在意大利，1888年开始实施国家统一的卫生法。"最高卫生会议"负责管理全国的公共卫生，各省设有专门的卫生机构。1885年霍乱流行后，那不勒斯开始建立现代卫生设施，穷困住宅区的下水道和饮水供应都有所改善。

类似的实践也在"新大陆"美国重复。19世纪末的纽约、芝加哥是充斥贫民窟、霍乱和犯罪的城市。为此，市政当局开始了一系列的慈善和改革事业，这其中的极致就是以1893年芝加哥世博会为代表的城市美化运动。

此次世博会最大的野心，就是建立一个真正的梦幻城市，而不只是一些展场或模型。这个城市美化运动从古典主义出发，试图以几何轴线和一系列的公园、广场和景观大道拯救沉沦的城市。城市美化运动受到的最大的批评，就是它以为在视觉上美化了城市就是改革了城市。消灭社会问题变成了"眼不见为净"。芝加哥1893年建起的城市甚至是纯白色的，但它体现的正是新兴中产阶级对控制和管理的需求。1918年大流感之后，美国国会拨款100万美元强化公共卫生部门，以便雇用比较好的医生，改进资料的收集和处理，建立公共的医疗点，建立起现代化的公共卫生系统，逐步改变人们落后的卫生习惯。

欧美各国的公共卫生运动，有效地抵御了瘟疫的侵袭，大大降低了平民的死亡率，而细菌学说的问世，使检疫、隔离、环境卫生的改善这类措施有了理论基础，得以进一步推广。另外，疫苗和抗生素的发现也让公共卫生进入新的阶段。

与此同时，各国认识到防御瘟疫国际间合作的重要性。1851年，欧洲各国在巴黎召开第一次国际会议，制定了共同的检疫措施以防止霍乱、鼠疫以及黄热病的传播。1892年和1897年，一些国家联合签订了防范霍乱和鼠疫的国际卫生公约，后来又成立了一些地区卫生组织。预防地方性传染病的运动产生了极大的效果，它使欧洲在第一次世界大战前的20年间死亡率几乎降低了一半。19世纪中后期和20世纪初，由于一系列的农业生物灾害，人们开始建立保护农业生物安全的动植物检疫制度。1872年，法国颁布禁止从国外输入葡萄枝条传入根瘤蚜的法令。1886年，日本制定有关动物检疫的法令。随后世界各国都相继实施各种动植物检疫的法令。

普遍的个人卫生教育也在这时发展起来。前面提到，在中世纪，许多人没有洗澡的习惯。启蒙运动时期，人们的思想逐渐发生变化，认为以扑粉和香水遮掩身体异味是"亚里士多德式"的腐朽表现。1760年，法兰西王室修建两艘塞纳河浴船，塞纳河水经过过滤装置净化后灌入浴缸，净化装置十分昂贵奢侈。1774年，德国人在法兰克福的美茵河上也仿照巴黎的样式制造了一艘沐浴船。当时的医学人士强调洁净身体的重要性，认为所有洁身沐浴的民族，身体都比不洗澡的民族健康强壮。威廉皇帝则有一句名言说：清洁的躯体才能培育纯洁的心灵。

随着法国大革命的发展，巴黎市民在公共卫生方面也有一定进步。1800年有着60万人口的巴黎，就有300个私人浴缸以及多处公共浴池。那时的公共浴池的造价十分昂贵，一张门票相当于一个打工者5天的工资，所以公共浴池只对少数有钱人服务。装不起私人浴缸的人可以租车把热水运到家里。但是，整体上的卫生环境改善还是在19世纪中期的公共卫生运动以后。

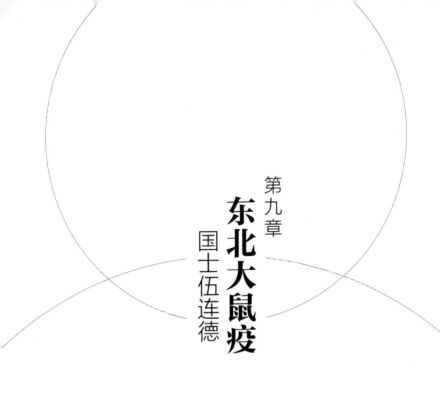

第九章

东北大鼠疫

国士伍连德

这次鼠疫大流行促使人类正确地认识鼠疫的病源和传播途径，为有效地防治鼠疫提供了契机。在奉天国际鼠疫会议形成的《奉天国际鼠疫会议报告》，是世界医学史和中国科技史上的重要篇章，极大地推动了中国现代医学的发展与进步。

¤ 鼠疫流行时的香港、广州与上海

　　鼠疫每隔一段时间，就出来肆虐一番，不断地给人类社会造成灾难性损失。由于人类一直没有找到鼠疫的病因以及有效的防治方法，继6世纪查士丁尼鼠疫、14世纪欧洲黑死病后，到19世纪末，鼠疫在世界范围内发生了第三次大暴发。

　　这次鼠疫暴发是从中国的香港开始的。19世纪的香港，欧洲人因不适应湿热的气候，多选择在山顶聚居。而华人的住宅区则拥挤地兴建在中环商业街边缘少数的平地上。未经规划的华人住宅区狭小挤迫，生活环境恶劣。1882年，英国卫生工程师瞿域（Osbert Chadwick）考察香港后批评华人区街道系统和排水系统混乱。他说香港的公共污水管没有排气孔，以致污水管内的浊气只能从住宅排水沟渠的排水口溢出。他警告说，如果这种情况得不到改变，将可能发生大的灾难。但是，他的这个警告没有引起港英政府的重视，香港的公共卫生状况并没有得到应有的改善。结果，瞿域的预言得到应验。1894年，香港暴发了大规模鼠疫，并且波及数十个国家和地区。

　　此次流行传播速度之快、波及地区之广，远远超过之前几次鼠疫大流行。这次流行的特点是疫区多分布在沿海城市及其附近人口稠密的居民区，在家栖及半家栖动物中也有广泛流行。

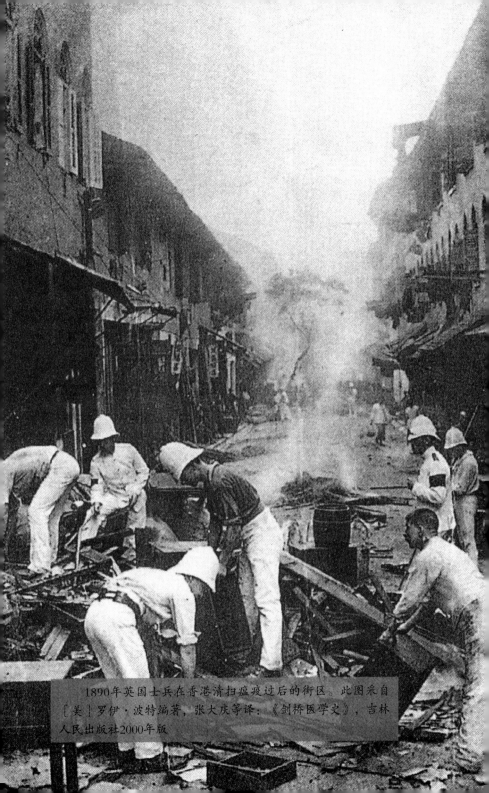

1890年英国士兵在香港清扫瘟疫过后的街区。此图采自〔美〕罗伊·波特编著，张大庆等译：《剑桥医学史》，吉林人民出版社2000年版

对此次鼠疫流行的路线，比较传统的说法是：鼠疫在云南经过长时间的反复流行后经思茅、蒙自沿广西百色、龙州传入北海、钦州、廉州等雷州半岛沿海城镇，相继传入广州和香港。1894年再由香港传到世界32个国家。但现在有中国的鼠疫专家对这个说法提出了疑问，认为如果仔细考察上述鼠疫经过的地方，在此之前有没有鼠疫的历史还很难说清楚。也许这是家鼠疫源地由静息逐步开始活跃的一个过程。此外，在当时的交通条件下由滇西到香港有近1000千米，仅凭时间关系就把云南定为一次鼠疫世界流行的策源地是不严谨的。

在鼠疫暴发的1894年，香港的死亡人数为2547人；其后两到三年间，每年有1000—1500人死亡。

疫情暴发后，卫生工程师瞿域再度被请回香港。他在新的报告中指出，因为代表土地利益的议员的阻挠，过去20年多个关于建筑物条例的提案被封杀。根据他的建议，1903年，港英政府制定了新的公共健康及建筑条例，规定每个成年人室内空间不得少于4.65平方米；每个房间隔成的小室不得超过两个；新建建筑物必须提供相当于其覆盖面积1/3的开放空间，建筑物的高度不能超过街道的宽度；等等。

在鼠疫蔓延期间，港英政府焚烧了大量的贫民窟。面对拥挤脏乱、瘟疫侵蚀的华人社区，港英政府的歼灭行动并不手软。但是，新的建筑条例虽然标示着新的秩序，却也让移民劳工在香港居住更为不易。结果造成数万华人返乡的大迁移。鼠疫夺人性命，新的建筑法则让他们彻底无家可归。

鼠疫跟随数万华人返乡的大迁移进入中国内地，传遍中国南方各省。由南到北，许多地区出现"十着九难生，漏人不漏户"的严重疫情，成批成批的人被鼠疫夺去了生命。1892年5月，鼠疫由广西、粤南地区传至广州。广州是这次鼠疫的重灾区。由于缺乏对鼠疫的认识，又无专门的防疫部门，没有明确的目标和有组织的防治措施，估计广州死亡人数达10万。据记载，1894年3月，广州鼠疫大作，初发于城南南胜里，不十日蔓延全城，死者数万人，全城陷入恐怖景象，历时半年始息。

1910年10月底，上海闸北甘肃路源昌里口袁森茂柴炭店内，因染鼠疫连死两人，引起租界当局惊恐，工部局派员前往查验，发现阿拉白斯脱路（今曲阜路）、北山西路等处也有染疫，即出动巡捕强令邻近居民、店铺搬迁，进行消毒。由于所派医务人员（洋人）擅入民宅，不分男女一一检查，致妇女恐慌，又对华人居住环境杂乱污秽横加指责和蔑视，并且越入非租界区虹口一带，遭到民众的反对，遂加派巡捕，强捉小孩去种牛痘，更引起民间惊扰和恐慌。

工部局越界检疫涉及侵占主权，社会各界团体为之进行交涉，引发数千人阻挠检疫，工部局消毒药水车被砸毁。工部局出动大批巡捕弹压，愤怒的民众将巡捕殴打致伤，巡捕逮捕了12名闹事者，酿成"检疫大风潮"。以商务总会议董沈仲礼为代表的华人团体与工部局频频交涉，倡议华人自设医院，由精通中西医的华人医士按华人习俗检疫，为消除妇女顾虑，随派一名女医生同行。几经交涉，工部局接受了此意见，双方议定了查疫区域范围，10

天后，上海第一所中国人的医院——中国公立医院正式宣告成立。由于华人医士工作认真，不辞辛劳，民众满意，热诚配合，工作顺利，至12月4日，10天内查验了8000余户，未发现一人感染鼠疫，就此查疫工作渐停，检疫风潮平静，市面恢复繁华。

不料时隔半年后又传噩耗，1911年8月初，闸北热河路天何里连日内多人死亡。中国公立医院闻讯即派数名医士前往检验，发现5日内已死10人，8名病人即送公立医院医治。此后，医士逐日进行挨户严查，发现海宁路、甘肃路、北公益路（今蒙古路）、南川虹路（今新疆路）一带均有病人，速以橡皮马车送往公立医院救治。8月12日，上海设立中国巡警卫生处，发出防疫告示，开始动员染疫地段居民迁入消毒所暂住，10天内不得外出，所更换的衣服，饮食起居一律由消毒所供给，不取分文。店铺、住家的物件均由巡警卫生处和闸北防疫所派人搬运至棚屋分列暂存，由巡警看守。又专门配备50名清道夫成立清洁队，50名捕鼠工成立捕鼠队，每人预先注种防疫药浆，由巡警率领带队上岗工作。又将染疫地段以白铁皮围墙隔离，进行熏洗消毒。由于措施得当，鼠疫没有在上海大面积蔓延。

在这次鼠疫流行中，印度的灾情尤为惨重，自1898年至1918年20年间，鼠疫共造成10254421人死亡。当鼠疫在1896年由香港传入印度时，英国殖民政府采取非常强硬的防治措施。这与殖民当局过去不愿过度干涉印度习俗的立场形成强烈对比。这主要是因为世界各国对英国施加强大压力，要求英国必须采取有效的防治措施，否则就要禁运英国货物。另一个原因是当时印度地方政府已经交由印度人自治管理，因为丧失权力而不满的英国官僚，借此机会攻击地方政府无能，要求实施中央集权的鼠疫防治政策，以求夺回权力。

殖民当局在印度施行严格的检疫措施，对朝圣客与火车乘客强制执行身体检查制度，强迫疑似病人入院隔离，甚至动用军队来执行这些政策，在孟买还烧毁数百户疑似感染源的贫民住宅。由于当时医学界还不太了解老鼠在鼠疫传染过程中扮演的角色，因此殖民政府把防治措施的重点放在印度人身上，而印度人则视此为对他们身体的攻击。印度人对强制身体检查非常排斥，认为这是不洁的身体接触，普遍逃避检查，偷偷安葬死者，进行各种消极抵制。尤有甚者，不少城市还有人散发威胁发动起义的匿名传单，激起多起聚众抗议事件，乃至发生暴动与攻击烧毁医院事件。冲突最严重的是普恩市，该市的鼠疫防治委员会主席郎德（W. C. Rand）遭到暗杀。这些强烈的抗争终于迫使殖民当局作出妥协，重新修订防疫政策。

不过，这次鼠疫大流行促使人类正确地认识鼠疫的病源和传播途径，为有效地防治鼠疫提供了契机。1894年，法国细菌学家耶尔森（E. J. Yersin）和日本学者北里柴三郎在香港进行鼠疫流行调查，发现其病原体是一种细菌，这种细菌后来被命名为耶尔森氏杆菌，也即通常所称的鼠疫杆菌。1898年，法国科学家西蒙德（Symond）通过在云南和台湾的流行病学调查，揭示了鼠疫的传播途径：通过跳蚤把病菌从老鼠传播给人，进而导致人与人之间的传播。

✿ 中国战疫第一人伍连德

1910年秋天，我国东三省暴发了大鼠疫危机。

1910年左右，旱獭毛皮是出口到欧洲的大宗商品。当时，有大批内地人到蒙古高原北部中俄边境捕猎旱獭。旱獭也是鼠疫杆菌的重要宿主，鼠疫就在这些捕猎者中间暴发。

1910年秋天，在俄国境内的达乌里亚站，有一个叫张万寿的中国人，在他经营的工棚里，居住着相当多的工人。农历九月初，天气已经相当寒冷。这一日，工棚里有7人突然死亡。俄国人得知疫情的发生，便烧毁了工棚，驱逐了所有的工人，并将他们的衣服行李全部焚毁。

农历九月十七日（10月19日），被驱逐的劳工中有两人到满洲里二道街的一个木工铺内借住。不久两人相继死亡。尸体呈紫黑色，死状可怖。同院的两名住客也在同日染病死亡。

12天之后，同样是两名劳工死在哈尔滨旅店，并将令人胸疼、咯血、呼吸困难的奇怪症状传给了同住旅店的4位房客。

随着山东、直隶两省劳工返乡，鼠疫沿着铁路迅速向东和南蔓延。很快，瘟疫在劳工聚集的哈尔滨道外傅家甸地区大规模暴发。很多人全家死去，尸体随处可见，街道犹如鬼城，连前来处理的警察也纷纷倒下。据记载，满洲里首见鼠疫，旋由铁路线，传至哈尔滨、长春、奉天等地，又入侵直隶、山东。在鼠疫流行的数月里，东北三省人民惨遭蹂躏，据不完全统计，这次鼠疫流行夺走了5万—6万人的性命。

清政府接到疫情报告后，立即由外务部、民政部、邮传部随时会商切实严防，避免疫情的进一步扩散。于是，民政部传谕内外城巡警总厅，下令捕鼠。内外城巡警总厅晓谕居民注意卫生，加雇清道夫，严行清洁。并督促内外城官办医院，添置防疫药品器具，以资应用。凡疫病发生的地方禁止出入，附近一带，竭力消毒。

同时，经外务部右丞施肇基力荐，31岁的伍连德被任命为东三省防疫全权总医官。随后伍连德深入疫区开展防治工作。

伍连德，祖籍广东新宁，出生于马来亚北部的槟榔屿，是中华医学会的创始人。1896年，考取英国女王奖学金，留学英国剑桥大学意曼纽学院学医。1902年，取得剑桥大学医学士学位，得到了母校资助的每年150英镑研究奖金，他先后在英国利物浦热带病学院、德国哈勒大学卫生学院及法国巴斯德研究所进修与研究。1903年，他以有关破伤风菌的学位论文，通过了剑桥大学博士考试后，被授予医学博士学位。1907年，他接受了清政府直隶总督袁世凯的邀聘，回国任天津陆军军医学堂副监督（副校长职）。伍连德还曾获诺贝尔生理学和医学奖候选人提名。

1910年12月24日，伍连德抵达瘟疫中心哈尔滨后，建立哈尔滨鼠疫研究所。这个研究所实际上就是防控鼠疫的总指挥部，正如他后来形容那样，他扮演了一个庞大组织总司令的角色，给医生、警察、军队，甚至地方官吏下命令。

伍连德的第一个任务，是要锁定瘟疫的病原。最直接的办法，就是解剖尸体做病理分析。但在当时的中国，进行尸体解剖是绝对不可能的。最后，伍连德选择了一位死于瘟疫的女子，在一处简陋的民居秘密进行。这是中国第一例有记载的病理解剖。

伍连德冒着极大的危险，深入疫区中心傅家甸。他发现很多家庭室内一人染病，很快感染全家，而室内捕获的家鼠身上并无鼠疫杆菌。当时的医学理论认为，鼠疫主要通过动物媒介，只要做好鼠类和跳蚤的灭杀，就可以解决大部分问题。而滴水成冰的东北严冬，动物活动困难，本应不利于鼠疫扩散，可鼠疫偏偏还在快速扩散。伍连德从呼吸道感染症状严重的情况判断，极有可能是通过飞沫，在人与人之间进行呼吸传播。这就是日后医学界熟知的"肺鼠疫"。

但是，当时也在东北的法国医生梅斯尼（Mesny）并不相信伍连德的理论，他直接走到病人中间去诊治。结果，6天之后梅斯尼就染病去世。

伍连德根据在第一线的调查，提出了一整套防治方案。这套方案有三个原则：第一是管理传染源。他派士兵挨家挨户搜寻感染者，一旦发现马上送医院，按重症、轻症、疑似进行分级处理，避免交叉管理。病人房屋用生硫黄和石炭酸消毒。在尸体处理上，伍连德提出焚尸动议，受到各界强烈反对，几乎无法推进。东三省总督锡良力排众议，上书陈情，最终获得摄政王载沣的支持，求得一道"奉旨焚尸"的圣旨。1911年1月31日，辛亥年大年初二，在伍连德的见证下，傅家甸2200具病人尸体被浇上煤油，付之一炬。这可能是中国历史上第一次集中火葬。

第二是切断传播路径。清政府采取断然措施，对人员流动进行必要管制。清政府从长春调集1160名士兵，对哈尔滨疫区进行严格的封锁和交通管制，疫区被分成红、黄、蓝、白四个区域，每个区的居民佩戴同色证章，只能在本区活动。伍连德提出"疑似"概念，对疑似病人每天测量体温、检查症状，连续7日正常方可解除隔离。这一处置原则一直沿用至今。可能成为传播载体的疑似者，被安置在由120节火车车厢改建的隔离营中，营中设置医护人员和巡警，严防交叉感染。由此，中国开始建立起最初的现代防疫管理体系。

同时，为了避免疫情持续扩散，从1911年1月开始，东北境内铁路陆续停运。1月13日，在山海关设立检验所，凡经过旅客，均需隔离观察5天。1月15日，加派军队阻止入关客货。1月21日，又下令断绝京津交通。这些措施得到坚决执行。朝廷头品大员，太子太傅、钦差大臣郑孝胥从东北公务返回，老老实实在山海关隔离观察5天。

第三是保护易感人群。伍连德认为，易感人群包括疫区附近居民，特别是其中抵抗力低下的老幼居民，也包括在一线与病人频繁接触的医护人员和军警。他要求医护人员与军警严格佩戴口罩。他发明了一种纱布口罩，双层棉纱夹一块吸水药棉，称为"伍氏口罩"。

伍连德的这些措施得到了东三省地方政府和清政府高层的全力支持，特别是时任东三省总督的锡良的充分信任和支持。锡良作为东北地区的最高长官，反复向朝廷上书，奏报疫情，并积极筹集经费，调集物资。他发电给中东铁路各州县，要求他们把每天鼠疫在各地的流行情况及时用电报进行汇报，并且规定关于防疫的电报一律免费。他给予了伍连德充分的信任，伍连德所有的专业建议，都变成切实有效的措施。在伍连德倡导下，锡良在吉林等地组建防疫总局，形成了中国最早的卫生防疫行政体制。对于在瘟疫中冲在前方的防疫人员，锡良上奏朝廷，为防疫人员"照军营异常劳绩褒奖。其病故者，依阵亡例优恤"，当时定下的标准，医生殉职可以得到抚恤银1万两。与此同时，锡良对防疫中庸碌无为、推诿拖延的官员，也是毫不留情，吉林西北路道于驷兴、吉林西南路道李澍恩都因"防疫不力"被革职。

经过一系列高效有力的防疫措施，肺鼠疫的大流行很快有效地控制住了。1911年3月，鼠疫在各地陆续消退。

哈尔滨鼠疫之后，伍连德又转战长春、沈阳等地，经过努力，到4月底，东北三省各地的鼠疫被全部消灭。这是人类历史上第一次依靠科学手段，在人口密集的大城市成功控制传染病的行动。这一年，众多媒体连篇累牍地报道着这场鼠疫。《远东报》评价："其能以如此有效者，皆赖伍医士连德之力。"梁启超也对伍连德称赞说："科学输入垂五十年，国中能以学者资格与世界相见者，伍星联（伍连德字星联）博士一人而已！"

¤ 司督阁与盛京施医院

在沈阳的苏格兰传教士司督阁（Dugald Christie）在这次防治鼠疫中也作出很大贡献。

司督阁，英国苏格兰人，28岁来到中国，直到68岁才离开，为中国的医学事业奋斗了40年，先后创办了盛京施医院、女施医院、盛京西医学堂，是第一位将西方医学传入我国东北地区的传教士。他任教会医学委员会主席，也是中国博医会创建人之一。依靠高超的医术和谦逊的品格，司督阁赢得了人们的信任与尊敬。

1882年，司督阁接受苏格兰长老会传教会的委派，偕同新婚妻子从爱丁堡来到中国。

1883年5月，司督阁来到沈阳，租用了几间破旧的民房，经过简单修缮后，盛京西医诊所正式开诊，并宣布免费为盛京城的民众治病。这间简陋的诊所就是盛京施医院的前身。到1884年，这间诊所的男病房已拥有了12张病床。1885年春季，司督阁把盛京西医诊所后面的一座破旧建筑租来做病房，建起一个临时医院，取名"盛京施医院"。几年后的门诊量，最高时达到每年4万多人次。

1894年，中日甲午战争爆发。司督阁南下营口，在地方官员的支持和配合下，以红十字会的名义租下一家客栈，经过简单整理，于1894年12月13日成立了中国历史上第一个战地红十字医院。红十字医院成立的消息在清军中迅速传开，送到医院的伤员越来越多，仅1895年1月在盖州保卫战的3天战斗中，医院就收治了169名清军伤员。司督阁相继又租了几家客栈，建起6所红十字医院。1895年3月6日，营口失陷。红十字医院又成了军民避难所。司督阁在红十字医院门口挂上"英国居民"和"外国教会"的牌子，插上红十字会旗帜，以保护仍留在医院内的清军伤员。1894年12月至1895年3月，7家红十字会医院共收治1000多名伤员，做了几百例断肢手术和清创手术，有效避免了各种感染和败血症的出现。这次红十字救护行动，对中国的医学事业影响重大。甲午战争结束后，光绪皇帝为表彰营口战地红十字医院在救治清军伤病员中所作的贡献，特授予司督阁和魏晓达等几位主要医生"双龙宝星"勋章。

在鼠疫暴发后，东三省总督锡良谢绝了日本多次要求任命日本医生为防疫总负责的请求，聘请与之私交甚好的司督阁作为总顾问。司督阁向锡良详细陈述了肺鼠疫的疫情及危害，在司督阁的建议下成立了奉天鼠疫防疫局，他担任防疫总指挥，全权负责整个城市的检疫、防疫事务。在连续3个月时间里，司督阁夜以继日地工作。他遵照现代医学疾病防控理论制订全面细致的防控计划，全力以赴投入到抗击肺鼠疫斗争中去。他提出切断传染源、检测流动人口、发布疫病信息、成立鼠疫医院、隔离感染病人、火化死者遗体、实施全城消毒等有效措施。他在皇姑屯车站对旅客逐个进行检疫，并在医院专门设实验室、临时疫病房、隔离营地。

由于医务人员亲临一线防控，采取措施得当，沈阳肺鼠疫的死亡率很低。经过3个月的斗争，终于取得了抗击肺鼠疫的胜利。沈阳抗击肺鼠疫取得成功后，使得现代医学疾病防控知识深入人心，而后政府进一步采取了有力的措施，初步建立起疾病防控体系，近代公共卫生事业也随之启动。

1911年，东北大鼠疫期间，关闭的学校和客栈被租用作为消毒站或病房。此图采自王哲：《国士无双伍连德》，福建教育出版社2011年版

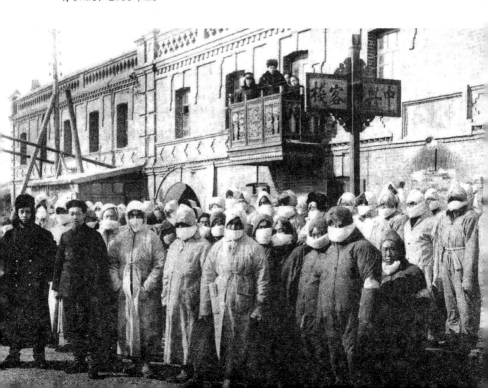

司督阁的好友阿瑟·嘉克森（Arthur Jackson），
1910年11月被司督阁从英国特聘来院任教。东北大瘟疫
时，嘉克森医生为此献出了年轻生命，时年26岁。嘉克森
当时的工作是在奉天到山海关的火车上检查是否有疑似感染
者，却不幸自己染病。嘉克森去世后，专程赶到奉天来认领
骨灰的亲属将清政府发给的1万元抚恤金全部捐献出来，捐
作修建奉天医科大学之用。

✿ 奉天国际鼠疫会议

1911年，清政府外务部委派伍连德在奉天省设"奉
天万国鼠疫研究会"，邀请英、美、俄、德、法、奥、
意、荷、日、印度各国医生参加。这是世界历史上第一次
国际鼠疫会议，也是中国历史上第一次国际科学会议，在
世界医学史和中国医学史上都占有重要的地位。

东北大鼠疫消退之后，筹办奉天国际鼠疫会议成为
锡良的一件大事，他邀请了奉天盛京施医院院长司督阁参
与会议的筹备工作。他在给司督阁的函文中写道："现代
医学开会地区定在奉天，拟先觅房屋一所……来者二十人
左右，会晤室、化学房最为重要……化学房尤当距会晤室
相近。"经过协商，会议地点定在司督阁筹办的奉天医科
大学隔壁的奉天公立工业学校，化学房则设在盛京施医
院内。

1911年4月3日，奉天国际鼠疫会议正式开幕，来自

11个国家的几十位医生出席会议。司督阁作为清政府东三省总督医学顾问，代表中国参加会议。清政府派施肇基为特使莅临，任命伍连德医生为会议主席。会议持续了26天，于4月28日闭幕。

在开幕式上，东三省总督锡良宣读了摄政王的贺电并致欢迎辞，施肇基特使代表清政府致辞。施肇基表示："从今以后，我们决心用所能获得的最先进的科学知识武装起来，去战胜所面临的鼠疫……"会议主席伍连德医生在致辞时说："本次会议是在中国召开的第一次国际医学会议，其影响之广泛是难以估量的。除了诸位对鼠疫问题的研究所作出的贡献之外，更为重要的是由于本次会议召开所产生的推动作用，不仅影响到国家的政治生活，而且将促进未来中国的医学进步……"

这次会议从流行病学、临床数据、细菌学和病理学、抗击鼠疫所采取的措施、鼠疫对贸易的影响5个方面进行了报告和讨论。在会上，各国专家对东北抗击鼠疫的行动给予了极高的评价。

司督阁作为奉天鼠疫防治工作的主要负责人之一，始终奔波在防疫第一线，他亲手治疗了大量的病人，积累了丰富的临床经验，他对鼠疫流行情况进行了详细的分析，在大会上做了《临床数据》的报告。司督阁的报告，数据清楚，客观准确，抓住了肺鼠疫的临床特征，提出了临床诊断标准。他对特殊病例的报告，观察细致，说明详尽。他的报告得到会议代表的高度关注。

奉天国际鼠疫会议总共举行了24次全体会议，最终形成《奉天国际鼠疫会议报告》。这个会议报告是世界医学史和中国科技史上的重要篇章，极大地推动了中国现代医学的发展与进步。

4月28日下午4时，奉天国际鼠疫会议闭幕。在闭幕式上，荷兰赫休尔斯医生代表会议呈交临时报告，他表示："在大约四个星期的时间里，我们在奉天研究鼠疫的传染方式和抗击这种鼠疫的措施。鼠疫的危害实际上似乎消失，但是警觉的中国和世界随时为此担心。……我们希望并且相信，如果中国再次遭受到类似于把我们召集到这里来的鼠疫的袭击，她将能够在这次会议决议的启示下，即使没有完全预防其暴发，至少在开始时就会控制它，像在其他国家已经做的那样。"

祈祷、隔离与共生

记疫

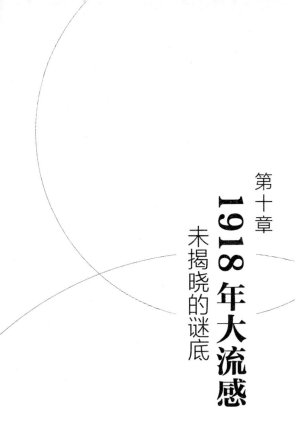

第十章

1918 年大流感

未揭晓的谜底

历史学家克罗斯比说，无论1918年大流感的确切死亡数字是多少，有一点是毋庸置疑的：病毒「在这么短的时间里，杀死的人数超过了人类历史上任何一种疾病」。

1918年大流感的病原至今仍是一个谜。科学家们还在继续他们的研究，各有所见，而流感的噩梦并没有到此结束。

✿ 恐怖的"西班牙女郎"

从19世纪后期开始，由于细菌学和免疫学的发展以及抗生素的发明，人们终于认识到瘟疫的面目，也为人类克服瘟疫锻造了新的武器，提供了新的可能。也许，人类终于可以走出千百年来纠缠心灵的无尽噩梦，终于可以走出黑死病等挥之不去的恐怖阴霾；也许，一直与人类文明形影相随的瘟疫终于可以寿终正寝。

但是，这只是人们的一个美好愿望。人类在不懈地寻找战胜瘟疫的武器，而瘟疫则不断地变换面孔，或暴烈，或轻柔，或突然暴发，或绵绵不断，总之还是在与人类纠缠。人与瘟疫的战争，"战斗正未有穷期"。持久战还得继续打下去。

进入20世纪，一次世界性大瘟疫换上了一个美丽的名字——"西班牙女郎"。然而，千万不要被这个美丽的名字迷惑，实际上，它是一个披着美女面纱的超级杀手。它的暴发，吞噬了2000多万人的生命，无数人因此家破人亡、妻离子散。它在世界疲于征战之际到来，在几个月内横扫全球，并与第一次世界大战同时退出历史舞台。来去匆匆，神秘莫测。

"西班牙女郎"又被称为"西班牙流感"。但是，这个名字也名不副实。因为它似乎并不是从西班牙起源的，无论如何也不能把账算到西班牙头上。然而，这场极其恐怖的大流感到底源自哪里，至今科学家们也说不清楚。有人认为，"西班牙流感"是1918年2月先从中国广东暴发的，后由华侨传到美国，当时正值第一次世界大战，病毒便随着美国士兵传入欧洲；另一种说法是在美国最先发现病人的，由美国再传入欧洲。无论哪种说法，跟美国以及派往欧洲的美国士兵们脱不了干系。

流感不是一场普通的感冒，它是一种非常特别的病，具有一系列独特的症状和流行病学行为。在人体中，病毒直接侵袭的是呼吸系统，当它逐渐渗透到肺的深部时就越来越危险。它会间接影响身体的很多部位，甚至连轻度的感染都能引起肌肉和关节疼痛、虚脱，而且还会引起更多严重的并发症。即使在当前医疗条件很好的美国，每年死于流感的平均人数也达到3.6万人左右。

其实，人类对流感并不陌生，只不过在现代人的心目中很少把流感和瘟疫联系在一起。历史上，一个世纪中总会有几次流感大暴发。一种新的流感病毒出现时就会暴发流感。公元前412年，希腊医学家希波克拉底就记述了类似流感的疾病。到了19世纪，德国医学地理学家赫利兹（Hirsch）详细记述了自1173年以来的历次类似流感的瘟疫暴发情况。由流感引起的第一次瘟疫发生在1510年的英国，后来在1580年、1675年和1733年也曾出现过流感引起大规模流行病的情况。而对流感大暴发最早的详尽描述是1580年，自此以后，文献中共记载了31次流感大暴发。1658年，意大利威尼斯城的一次流感暴发导致6万人死亡，惊慌的人们认为这是上帝的惩罚，是行星带来的厄运所致，所以将这种病命名为"Influenza"，意即"魔鬼光临"。这也就是今天"流感"这个名词的来历。

1742—1743年由流行性感冒引起的流行病涉及90%的东欧人。1889—1894年席卷西欧的"俄罗斯流感"，发病广泛，死亡率很高，造成极为严重的影响。1918年的"西班牙流感"蔓延全球，给人类造成的灾难之大，使它的前辈们都黯然失色。此后，又有多次流感暴发。

"西班牙流感"最早发现在美国堪萨斯州的芬斯顿军营。1918年3月11日午餐前，这个军营的一位士兵感到发烧、嗓子和头疼，就去部队的医院看病，医生认为他患了普通的感冒。然而，接下来的情况出人意料：到了中午，100多名士兵出现了相似的症状。几天之后，这个军营里已经有500名以上的"感冒"病人。在随后的几个月里，美国各地出现了这种"感冒"的踪影。不过，这一阶段美国的疫情似乎不那么严重，与往年相比，这次流感造成的死亡率并没有高出多少。而且，当时第一次世界大战尚未结束，军方的注意力还是放在战场上，很少有人注意这次流感的暴发，尽管它几乎传遍了整个美国军营。大流感于5月降临正开往欧洲的美国第15骑兵团。

随后，流感传到了西班牙，每个人似乎都得病了。在西班牙有800万人得病，包括国王阿方索三世在内。马德里1/3的市民感染流感，使得一些政府部门不得不关门，连电车都停运了。因流感死亡的伤兵已很多，由于战争还在持续，前线封锁了消息，只有中立国西班牙传出流感大暴发的消息，从此引起了人们对这次流感的重视和警觉，它也就因此得名"西班牙流感"。

1918年9月，流感出现在波士顿，这是"西班牙流感"最严重的一个阶段，也是它在全球大流行的开始。这时美国政府才不得不面对流感蔓延的事实。"西班牙流感"病毒在此经过变异后十分猖獗，主要症状表现为咳嗽、气喘，最后因呼吸困难窒息而死，一般人感染患病后3天便会死亡。军队将其称为"三日热"，这是由一些病人的症状而定。其中一位病人，美国远征军第32区107弹药辎重队的约翰·阿克（John C. Acker）中士说道：他们开始时称之为"三日热"，但当其持续一个星期乃至更久时，就不能这样讲了。病人突然得病，体温骤升，随着体温计中水银柱的上升而不断升高，脸色发红，体内每块骨头都隐隐作痛，头像裂开来一般。这种情况持续3到4天后，伴随大量的出汗体温降低，但"残余现象"将继续一到两个星期。

当流感出现在波士顿西部约56千米处的马萨诸塞州的德文斯堡时，这里顷刻变成了人间地狱。

德文斯堡军营和波士顿地区是美国最先遭遇第二波流感疫情的地方。9月7日，一名士兵被诊断出患有脑膜炎后送往医院，他显得有点儿精神错乱，尖叫不已。第二天，他的连队里又有十几个人被诊断出脑膜炎。但随着越来越多的士兵患病，医生将诊断改为流感。而陆军报告则指出：流感暴发了。

在疫情暴发高峰期，有1543名士兵在1天之内报告感染流感。9月22日，军营19.6％的人上了病人名单，其中

75%的人入院。医院的救治设施不堪重负，甚至医生和护士也倒下了，食堂的工作人员太少，无法给病人和工作人员提供足够食物，医院也停止接受病人，不管病人有多严重，营房里留下数以千计的病人和濒临死亡的士兵。

一名被指派到该营地工作的医生罗伊（Roy Grist）给友人写过一封信，绝望地描述了流感不可收拾的惨状：疾病在暴发之初与某种普通流感极其相似，但当士兵到基地医院就诊时，他们很快转为有记录以来最黏稠的一种肺炎。两个小时后，颧骨上出现红褐色斑，再过几个小时，从耳朵开始发绀，逐渐蔓延到脸上，到最后覆盖全身肌肤，这种境况只会持续几个小时，因为死亡马上就降临了，病人无助地努力喘息，最后窒息而亡。

医学专家在看到德文斯堡营地的惨状时也大惊失色。9月23日，美国军医处处长派遣了一名叫威廉·亨利·韦尔希（William Henry Welch）的全美医界权威到营地查看情况。眼前的景象使韦尔希等医生大为震撼。本来容纳3.5万名士兵的营地如今挤进了4.5万人，容量为2000人的医院收纳了8000名病人。就在韦尔希到来前的24小时里，有66人死亡。

当时，许多志愿者，大部分是妇女，勇敢地走向病人并照顾他们。在得克萨斯州的埃尔帕索，穷困的墨西哥人死于此病的比率高得吓人。奥伊学校，一所28个教室的学校，被改作医院，收容那些流感病人，其中大部分为墨西哥人。来自城市各地的志愿者到奥伊学校服务，提供食物和衣物。

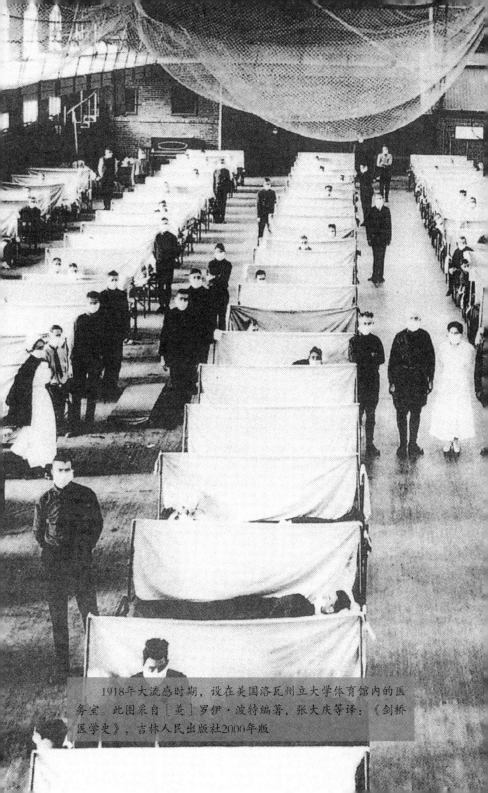

1918年大流感时期，设在美国洛瓦州立大学体育馆内的医务室。此图采自［美］罗伊·波特编著，张大庆等译：《剑桥医学史》，吉林人民出版社2000年版

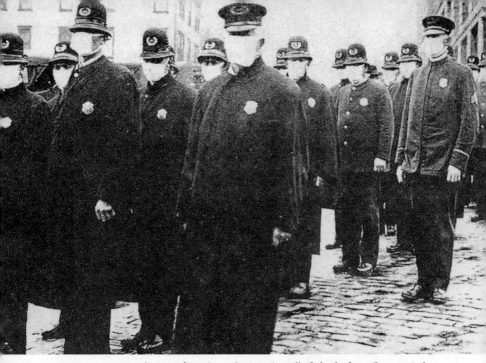

1918年大流感时期，美国西雅图警员都戴着口罩。此图采自［美］约翰·M·巴里著，钟扬、赵佳媛、刘念译：《大流感——最致命瘟疫的史诗》，上海科技教育出版社2008年版

为了预防流感，口罩成为那年的时尚。在亚利桑那州的图森，卫生委员会发布一条规定：在图森城的范围内，任何出现在街上、公园、有任何商业交易的地方以及任何公共场所的人，必须佩戴有至少四层干酪包布或七层普通纱布的口罩，口罩必须遮掩住口鼻。公共卫生部门为公众分发口罩，用在公共场所佩戴。向法国进发的美军第39团列队走过华盛顿西雅图大街时，每个士兵戴着由美国红十字会提供的口罩；在西雅图，一个没有戴口罩的人被电车司机赶下车；1918年，在一场小职业球队联盟棒球赛上，双方队员戴着防流感口罩，观众也不例外。

¤ 美国政府隐瞒了疫情真相

最初，1918年流感疫情并未引发人们太多的警惕，主要是因为很少导致人死亡，尽管有大量的人被感染。有一项研究报告说："在世界上的许多地方，第一波流感疫情暴发都是微弱的，几乎无法察觉，或者完全缺乏关注。它们暴发的形式十分温和。"1918年4月，流感袭击了在法国交战双方的军队，但军方轻描淡写地称其为"三日热"。英国大舰队的医生们在1918年5月和6月承认，共有10313名船员患病，但只有4人死亡。到了7月，一份来自法国的美国陆军医学公报说：疫情即将结束，而且它始终都是良性的。一份英国医学杂志直截了当地说，流感"完全消失了"。

但流感已经进一步酝酿大面积暴发了。

由于处于战争状态，美国政府采取了隐瞒真相的做法。在总统伍德罗·威尔逊（Woodrow Wilson）的敦促下，国会通过了《反煽动叛乱法案》。该法案规定，凡"散布、印刷、撰写或出版任何对政府、宪法、美国国旗或军服不忠的、亵渎的、暴力的、下流的、蔑视的、丑化的或者辱骂的言论"，均构成犯罪，最高处罚金2万美元及最长20年刑期。政府海报和广告敦促人们向司法部举报任何散布悲观论调、为和平呐喊，或贬低美国赢得战争努力的人。

在这种背景下，尽管流感已蔓延至全国，美国的公共卫生官员依然决心保持士气，并开始撒谎，而媒体也不敢做有关疫情的报道。

9月初，一艘从波士顿出发的海军舰艇将流感带到了费城，这种疾病随即在海军基地里暴发了。费城市公共卫生主管威尔默·克鲁恩（Wilmer Krusen）宣布，他将这种疾病限制在目前的范围内，在这方面他们肯定会成功。当时也还没有人员伤亡的记录。

第二天，两名水手死于流感。克鲁恩说，他们死于"老式流感"，而不是"西班牙流感"。另一位卫生官员也说："从现在起，这种疾病将会减少。"可是第三天，又有14名水手和首批平民死亡。患病的人数每天在加速增长。每天报纸都会向读者保证，流感不会带来任何危险。克鲁恩向城市的居民保证，他将"把流行病扼杀在萌芽状态"。9月18日，费城卫生官员们开始与在公共场所咳嗽、随地吐痰和擤鼻涕作战。

9月，流感已在费城流行。费城原定于9月28日举行大型自由债券销售游行，因为政府需要依靠发行公债来维持战争。医生们再三敦促克鲁恩取消这一计划，担心成千上万的人相互挤压，从而导致流感进一步扩散。他们还试图说服记者写出关于流感危险的报道。但编辑拒绝接受，并拒绝打印来自医生的信件。限于政府管制，没有媒体敢向公众说明集会的危险。再三劝阻无效后，费城历史上规模最大的游行活动如期举行。

3天后，市长无奈地宣布费城已经暴发了严重的流感病毒。全城31家医院的病床全部爆满，开始有病人死亡。

10月1日是游行后的第三天，仅这一天死于流感的人数达到117人。后来，每日死于流感的人数超过了费城平均每周所有原因死亡人数之和。克鲁恩承认，已经扩散到平民中的流行病可能是在军营中发现的那种类型。不过，他警告说，不要对夸大的报告感到恐慌。当时的主要媒体报纸都站在政府这一边。《问询者报》的头条写道："科学护理阻止了流行病。"

10月3日，克鲁恩最终下令关闭所有学校、教堂、剧院、游泳池以及娱乐场所，并禁止所有公共集会。报纸上宣传说，该命令不属于公共卫生措施，没有理由恐慌。

然而，人们仍然陷入了极大的恐慌。流感本身就足以令人恐慌，而流言则让人心生恐惧乃至崩溃。人们不知道这场疾病究竟真实的情况如何。他们从政府官员和媒体得到的消息与周围人的死去的事实并不符合，这让他们感到畏惧，无所适从。在事实之外的流言也开始滋生。人们为了推卸责任，宁愿相信这一场恐怖的病毒是来自德国的细菌战。一名销售员因被怀疑是德国的间谍而遭到残忍地杀害。一份美国红十字会的内部报告总结道："流感带来的恐惧和恐慌类似于中世纪人们对黑死病的恐惧，它已经在这个国家的许多地方暴发。"

费城是美国各城市中疫情最严重的城市之一。10月5日恰值周末，一周内整整2600人在费城死于流感或其并发症。第二个星期，流感报告死亡人数达4500人，几十万人得病。病人不论贫富，一窝蜂地拥进医院。在流感传染到费城后的1个月间，近1.1万人死于此病。10月10日一天，费城有759人成为流感的牺牲品。

殡仪馆人员也根本忙不过来。慈善协会曾经找了25家殡仪馆，才找到能够且愿意为一个贫民下殓的。有时候，尸体就这样被留在家里好几天。私人殡仪馆超负荷运作，有些人利用这个机会大发横财，将价格提高了6倍。在费城的太平间，尸体三五成群地堆积在走廊上和几乎每个房间里。大部分尸体没有涂过防腐剂，也没有被冷藏。有些尸体开始腐烂。

和费城一样，美国全国各地的政府官员都在撒谎。纽约市公共卫生部部长宣布：是支气管疾病而不是所谓的"西班牙流感"导致大多数人患上流感。

在10月的4天时间里，派克军营的医院接纳了8000名士兵。弗朗西斯·布莱克（Francis Blake）是美国陆军特种肺炎部门的一员，他描述了这样的场景："每条走廊都有大量临时搭建的床铺，它们排成2排、绵延数千米长，上面躺满了流感病人，这里只剩下死亡和毁灭。"然而，10多千米外的小石城，报纸上的头条上却写着："西班牙流感只是普通感冒，只有发烧和寒颤等症状。"

人们已经再也不相信政府和媒体所说的一切。随着真相被掩盖，人们的士气崩溃了，社会秩序也开始瓦解。没有领导人站出来，没有人说出真相，信任也随之消失。人们只管照顾自己。

美国总统威尔逊虽然发布了《反煽动叛乱法案》，压制有关流感疫情真相的报道，但他本人却也难逃瘟疫的魔咒。1919年3月和4月，威尔逊在参加凡尔赛会议时患了流感。在会议期间，他有时看起来很困惑，他告诉他的医生卡里·格雷森上将，"我感觉非常不好"。一天晚上，威尔逊呼吸十分困难，高烧不退，且伴有剧烈的咳嗽、腹泻和严重症状。好在他得到了及时的治疗，在瘟疫的磨难中幸存下来。

¤ 流感阴影笼罩全球

费城的噩梦拉开了瘟疫横行世界的序幕，军队的大规模调动为流感的传播火上浇油。

时值第一次世界大战，威尔逊总统下达了对全国上下的统一动员战争令，这直接导致数以百万计的青壮年投入军营。在密集的营房里，有来自各个地方的青年人。这也意味着大范围流行疾病的产生变得可能，并且确实发生了。

战争优先的动员令使得军队的工作人员忽视了对流行疾病的防控，他们认为打造一支部队才是最重要的，而非关注部队中的疾病。军队的医学部主任向参议员报告说："我从未得到过他们的信任，从来没有。"

在流感暴发时，在欧洲有100万名美国士兵，他们中每15个人就有一人死于流感。美国士兵死于这场流感的达6.2万人，远多于在战斗中牺牲的人数，大约3万人甚至在抵达法国之前就已经死亡。根据美国国防部的记录，在1918年9月至11月期间，20%—40%的美国陆军和海军人员患有流感和肺炎。

10月，美国国内流感的死亡率达到了创纪录的5％。在那一年，近1/4的美国人得了流感，导致50多万人死亡，几乎一半的死者是健康的年轻人。这是此次流感的一个相当奇怪的特征。以往的流感总是容易杀死年老体衰的人和儿童，这次的死亡曲线却呈现出一种"W"形，20岁到40岁的青壮年成为死神追逐的对象。

据估计，在这场流感之后，美国人的平均寿命下降了10岁。1917年美国人的平均寿命大约51岁，而经过这场流感大灾难后，到了1919年，人口平均寿命仅39岁。

"西班牙流感"从美国走向世界，疾病毫不容情地肆虐印度次大陆、东南亚、日本、中国、加勒比海的大部分地区及中南美洲的部分地区。全球笼罩在流感的阴影下。

在这次流感中，英国有150万名平民和军人死亡，法国在不到1年时间有40万人死亡。巴黎拉雪兹公墓一位掘墓人说，人们埋葬死人时根本不知道死者的姓氏，因为很多是一大家人或整村人一起死去，没人知道他们姓甚名谁。

很多名人也被"西班牙流感"夺去生命，如法国剧作家、《大鼻子情圣》的作者爱德蒙·罗斯丹（Edmond Rostand），奥地利印象派画家埃贡·席勒（Egon Schiele）。仅有3.8万人的太平洋小岛东萨摩亚，却有7542人死于"西班牙流感"；3000名生活于拉布拉多海岸的爱斯基摩人，虽地处偏远，竟有2000人死于这种流感。

在加拿大渥太华，地方报纸报道："有轨电车停在班克街上，窗户大开，几乎没有乘客。学校、歌舞剧院、电影院没有任何灯火，游泳池和保龄球馆空无一人。"

关押在意大利战俘营的30万名奥地利战俘中，有3万人死于流感。在孟买，有报道说，1个月内就死了1000名印度人，而且整个次大陆疫情在加剧。从欧洲归来的澳新军团把流感带到澳大利亚和新西兰。尽管两国采取了预防措施，比如戴面罩和关闭影剧院，仍然有1.2万人死亡。

"西班牙流感"给人类带来了难以估量的损失。在它流行期间，全世界有几亿人感染了"西班牙流感"病毒，有2000多万人丧生，而当时全球人口总数还不及今天的1/3。现在的流行病学家估计全球大约5000万人在大流感中丧生，这个数字甚至可能高达1亿。一个美国军医写道："如果这场流行病继续以这种加速度蔓延，那么在短短的几个星期内文明将轻易在地球上湮灭。"

历史学家克罗斯比说，无论1918年大流感的确切死亡数字是多少，有一点是毋庸置疑的：病毒"在这么短的时间里，杀死的人数超过了人类历史上任何一种疾病"。美国《纽约时报》科学专栏特约记者吉娜·科拉塔（Gina Kolata）在《又见死神——与流感共舞》一书中说："1918年那场席卷世界的大灾难，它的魔爪伸向了世上的几乎每一户家庭，所到之处无不满目疮痍。1918年大流感是历史大疑难之一，但被历史学家们淹没了……"

更为严重的是这场瘟疫对人类心理和信心的沉重打击。当时，第一次世界大战刚刚结束，战争造成了近千万人死亡，更多的人流离失所。在经历了4年之久的惨烈战争后，人们盼望着和平宁静的生活。然而，战争的瘟神刚刚离去，流感的瘟神却立即粉墨登场，它造成的这一场更大规模的灾难使得世界大战的死亡幽灵相形见绌。因为，4年战争的惨烈厮杀，造成的人口死亡还不及这次流感的一半。

"西班牙流感"使刚刚获得和平的人类再次陷入痛苦的灾难之中，成为人们心头挥之不去的噩梦。

¤ 病毒大变异？

"西班牙流感"为何能造成如此巨大的灾难？当时受科学技术条件所限，无法分离出致病原，人们一直在试图揭开"西班牙女郎"的神秘面纱。但是，直到现在，科学家们还不知道1918年的流感病毒是怎么让人致死的。

1993年，加拿大科学家基尔斯提·丹坎（Kirsti Duncan）偶尔读到有关"西班牙流感"的书，他被这一流感的恐怖和神秘所震撼，于是他决心揭开"西班牙流感"病毒的奥秘。由于过去的科学手段有限，人们没有能力保存病毒，如果想了解那时的病毒只有一个办法，就是提取死人身上的病毒。起初，丹坎选择了气候寒冷的美国阿拉斯加。据记载，阿拉斯加当时有整村人被"西班牙流感"夺去生命。但由于当时人们匆匆将死者入土，尸体埋得不深，因此那里的尸体无法使用。最后，丹坎决定去挪威挖掘坟墓，并得到当局允许可以开棺验尸。1998年，丹坎开始了挖掘工作，在取到尸体样本后，科研人员用严密的保护措施将病毒样本运到美国、加拿大、挪威和英国等国的实验室。他们希望能找到"西班牙流感"病毒的变异。事实上流感病毒每年会有所变异，正是这些变异使人身上的免疫系统难以识别和抗拒。一般来说这些变异是轻微的，但每二三十年就会有一次大的变异，这种大的变异会在全球流行并严重危及人类的生命。科学家认为，1918年的"西班牙流感"就是一次病毒大变异的结果。

直到1997年，美国科学家杰弗里·陶贝格尔（J. Taubenberger）在《科学》周刊上发表了他与同事利用遗传学技术得出的研究成果，认为1918年的流感病毒与猪流感病毒十分相似，是一种与甲型流感病毒密切相关的病毒。至今，仍可在某些国家的猪体内发现这种病毒。

另一组研究指出，鸟也许是将这种病毒传染给人类的罪魁祸首。美国一研究小组解释是：流感病毒在1918年之所以会大规模流行，是因为这种病毒本身特有的发生根源，因此对于人类的免疫系统会造成严重的影响。也就是说这种病毒有特殊的传播途径。他们发现，之所以会严重地影响人类，可能是由于在1918年的春天之前，这种病毒并没有在人类的身上发生过，因此一旦流行传播开来，就造成大规模的死亡。瑞德和研究小组利用基因的分析方法，研究1918年这种病毒特殊的蛋白质，结果发现，这种病毒是由鸟类传播给哺乳类动物和人类。他们还发现，这种病毒有一种特殊的蛋白质物质，可以制造唾液酸酶；这是一种病毒得以复制的重要物质，并且也可以使受感染的人产生免疫反应。

根据英国政府的指示，英国政府的流感咨询专家、玛丽王后医学院教授约翰·奥克斯福德（John Oxford）领导的研究小组，在伦敦找到了10名死于"西班牙流感"者的遗体，这些遗体当时被葬在铅制的棺材里。科学家们希望这些遗体能较好地保存到今天，即使其中已经没有完整的流感病毒，也可能在肺部留下一些可供研究的流感病毒碎片或痕迹。他们从2001年12月开始对这10具尸体进行检查，分析病毒样本或碎片的基因组特征，研究它何以具有如此强的传染性和杀伤力。

科学家们还在继续他们的研究，各有所见，而流感的噩梦并没有到此结束。因为流感病毒与病毒不同之处在于，它会经常发生变异，而且变异的节奏很快，差不多每年都在变异，无法事先制成疫苗加以预防。世界卫生组织从20世纪50年代开始，先后在80个国家建立了流感流行监测站，形成了一个全球性的监测网。通过这个监测网，各国每年流行的流感病毒毒株的情况都被汇总到世界卫生组织，它则每年3月在瑞士日内瓦召开专门会议，分析当年可能流行的病毒类型，得出的结论向世界公布并推荐给疫苗生产者生产疫苗。对流感的防治直到今天仍显得很被动，还没有一种方法可以百分之百地预防这种流行病。

人类可以说依然是脆弱的，更难以抵御类似1918年流感疫情的袭击。今天，顶级公共卫生专家通常将流感视为我们面临的最危险的"新兴"健康威胁。

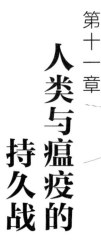

第十一章
人类与瘟疫的持久战

自生物科学的曙光显现，与瘟疫的科学战役才真正开始。细菌学说的发现让人们认识到病菌是传染病的病因；抗生素、疫苗的发明、研制，让人类对抗瘟疫有了一把利剑。

然而，也许一切并不像我们想象的那么乐观。瘟疫依旧是威胁人类生存的大敌。旧的可能复发，新的仍会出现，人类与瘟疫的斗争是无止境的。人类与瘟疫的搏斗还在继续。

☐ 天花与种痘

在近代欧洲，天花也是一个令人谈虎色变的瘟疫。天花是由天花病毒引起的，一年四季均可发生，但以春秋两季得病较多。天花病人浑身长脓疱，重的会丧命，侥幸活下来的，皮肤上也会留下一个个小瘢。在那些易感染儿童的传染病中，天花最为猛烈。

天花是一种古老的疾病。天花危害人类的历史可能比鼠疫还要久远，据说3000年前人类就有了天花这种急性传染病，古代中国、印度和埃及有相关记录。科学家从木乃伊考证出，公元前1000年统治埃及的法老拉美西斯头部有天花疤痕。

天花是一种极其凶险的传染病。外国历史上有好几个皇帝死于天花：法皇路易十五、英王玛丽二世、德皇约瑟一世、俄皇彼得二世等。一些统计数据认为，天花至少造成1亿人死亡，另外2亿人失明或留下终生疤痕。

在我国历史上，天花有许多名称，如虏疮、痘疮、天行斑疮、天疱疮等。晋代医学家葛洪所著的医学书籍《肘后备急方》中，第一次描写了天花的症状及其流行情况。书中这样写道："比岁有病时行，乃发疮头面及身，须臾周匝，状如火疮，皆载白浆，随决随生，不即治，剧者多死。治得差者，疮瘢紫黑，弥岁方灭，此恶毒之气。"

近人根据葛洪《肘后方》中的记载"以建武中于南阳

击虏所得，乃呼为虏疮"，推断此病是在1世纪左右传入我国的。从此，我国历代典籍多有天花的记载，虽然各书所称病名不一，但从所描述的症状，显属天花无疑。唐宋以来，此病逐渐增多。15世纪以后，由于中外交通发达，中西之间人员往来频繁，天花在中国广泛流行。

我国古代的人们发现，那些患过天花的幸存者不再患此病，由此发明了人痘接种术。人痘接种术具体始于何时、何人，已不可考。清初朱纯嘏的《痘疹定论》（1713）一书中记载有这样一则故事：宋真宗时的宰相王旦，一连生了几个子女，都死于天花，待到老年又生了一个儿子，取名王素，王旦担心儿子重遭不幸，于是召集了许多医师来商议，请他们提供防治痘疮的方法。当时有人提议，说四川峨眉山有一个"神医"，能种痘，百不失一。丞相王旦立即派人去请。1个月后，那位神医赶到了汴京，对王素作了一番检查后，摸着他的头顶说，这个孩子可以种痘。次日即为他种了，第7天小孩身上发热，12天后种的痘已经结痂。据载这次种痘效果很好，后来王素活了67岁。这是我国典籍上有关种痘的最早记载。

16世纪下半叶，我国发明种痘术后，到了17世纪已推广到全国，而且技术也相当完善了。人痘接种术的发明开创了人类预防天花的新纪元。种痘法很快远传海外，1688年，俄罗斯遣人来中国学痘医；1744年，杭州李仁山将种痘法传到日本，并在1840年牛痘法传入前一直采用。

人痘接种术传到英国更具有特殊意义，成为牛痘产生的基础。英国皇家学会的档案资料显示，1700年英国的医学家就对中国的人痘接种术有所了解。当时英国驻土耳其的大使夫人蒙塔古（M. W. Montague）在君士坦丁堡看到当地人为孩子种痘以预防天花，效果很好，颇为感动。由于她的兄弟死于天花，她自己也感染此病，因此，她决定给她的儿子接种人痘。1717年在大使馆外科医生的照顾下，她的儿子接种了人痘。事后，她把成功的消息写信回国告诉她的朋友。1718年6月蒙塔古夫人返英后，又大力提倡种痘。从此，人痘接种术在英国流传开来。随后，欧洲各国和印度也试行接种人痘。18世纪初叶，非洲北部突尼斯也开始推行此法。18世纪中期，人痘接种术还传到美洲大陆。

英国乡村医生爱德华·琴纳（Edward Jenner）可能从古代中国的做法中得到启发，成为牛痘的发明者。爱德华·琴纳出身于英国格洛斯特郡伯克利牧区的一个牧师家庭，他在小学时接种过人痘。爱德华·琴纳从13岁起跟随外科医生卢德洛学了7年医术。在医疗实践中，爱德华·琴纳从牧场挤奶女工在患牛痘的母牛上感染牛痘后，而不会染上天花这一发现得到启发。经过20多年的探索、研究，最后确认牛痘可以预防天花。1796年5月14日，他用清洁的柳叶刀在一个叫杰米的8岁孩子的两条胳膊上划破几道，接种上痘苗，所用的痘浆取自一个挤牛奶的少女，她当时正处于患牛痘的急性期。事实证明，这是一个预防感染天花的正确而有效的途径。爱德华·琴纳多次重复他的观察和试验，于1798年发表了《关于牛痘接种的

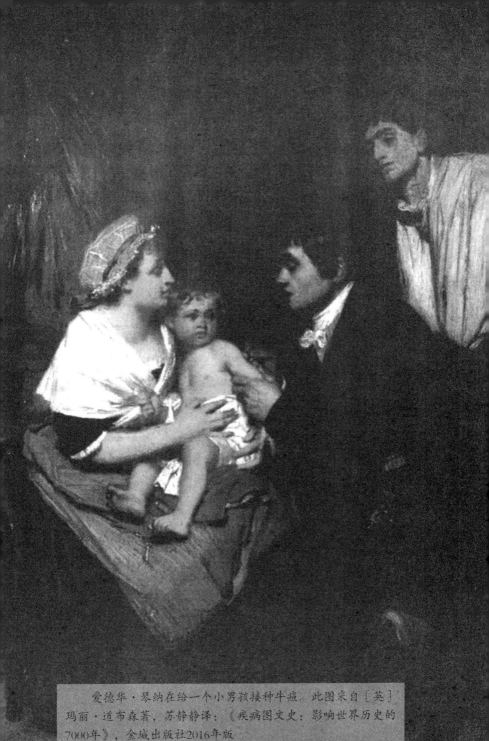

爱德华·琴纳在给一个小男孩接种牛痘。此图采自〔英〕玛丽·道布森著，苏静静译：《疾病图文史：影响世界历史的7000年》，金城出版社2016年版

原因及效能的探究》的论文，宣布牛痘疫苗从此产生。

然而，爱德华·琴纳的这项伟大的科学成就最初却受尽诬蔑。当时有谣言称，那些种了牛痘的人最终都长了角，脸相也变得像牛，还丧失了语言能力，只能像小牛似的叫。人们甚至还展出了漫画，找到"牛面孩"来证明接种会导致人类向动物退化。这些当然没能经过事实的考验。越来越多的人选择接种牛痘预防感染天花。人们称誉爱德华·琴纳为伟大的科学发明家、人类生命的拯救者。到1801年，接种牛痘的技术已经在许多国家推广开来。

拿破仑称爱德华·琴纳为伟人，在全国各县张贴执行种痘的指示，下令所有未出过天花的法国士兵都要接种。他还专门下令铸造一枚牛痘纪念章，以纪念种痘的重大意义。这枚纪念章一面是拿破仑的肖像；另一面是健壮的希腊医神和戴着防护武器的维纳斯，左边有一头小牛，右边是一根接种的针和标有"疫苗"字样的小玻璃瓶。

牛痘接种的成功，使严重危害人类的恶疫之一的天花开始迅速减弱，天花的流行也变得比从前少见了。医学史家们评论说：爱德华·琴纳的"这一辉煌成果的重要意义不仅在于它本身的价值，而且还在于它使科学预防疾病跨出了第一步"。所有现代接种法实际上来源于爱德华·琴纳的伟大发现。

☼ 病蚕的秘密，病菌！

近代科学出现以前，人们一直在黑暗中苦苦地摸索，被各种瘟疫纠缠得几乎筋疲力尽。直到生物科学的曙光显现在地平线上，与瘟疫的科学战役才真正开始。这一年是1865年。在这一年，法国微生物学家路易斯·巴斯德（Louis Pasteur）终于认识到微生物是传染病的病因，并把它称为"病菌"。

早在巴斯德之前，医生们已开始认识卫生和清洁状况与疾病的某些关联，而巴斯德找到"病菌"微生物，使人类真正摆脱了长期对瘟疫近乎无知的状况，使人类在消除疾病、增进健康方面迈出了重要的一步。

此后，人们找到了19世纪霍乱、鼠疫和肺结核等传染病致病的病菌，这些发现都是建立在巴斯德细菌学说的基础之上。

科学史家丹皮尔（W.C. Dampier）在《科学史》中指出："19世纪生物学最惊人的发展之一，是人们对于动植物和人类的细菌性疾病的来源与原因的认识大大增进。这种认识由于能增加我们控制环境的能力，因而和其他科学的实际应用一样，也显著地影响了我们对于人与'自然'的相对地位的看法。"

对于巴斯德来说，瘟疫病源的发现极富戏剧色彩。当时欧洲蔓延着一种可怕的蚕病，蚕大批大批地死掉，许多以养蚕为生的农民，对此毫无办法。时任巴黎高等师范大学生物学教授的巴斯德得知这个消息后，马上赶到法国南部去做实地调查。他一连几天对病蚕和被病蚕吃过的桑叶进行仔细观察，通过显微镜发现蚕和桑叶上有一种椭圆形的微粒。这些微粒能够游动，还能迅速地繁殖后代。而没病的蚕和刚从树上摘的桑叶则没发现那种微粒。巴斯德兴奋地认识到："这就是病源！"他立即告诉农民把病蚕和被病蚕吃过的桑叶统统烧掉，蚕病因此被控制住了。

通过"蚕病事件"，巴斯德第一次找到了致病的微生物，并给它取了个名字，叫"病菌"。巴斯德指出细菌的存在是因为有细菌从外面进来，或者里面原来就有细菌，后来才发育起来。他证明某些疾病如炭疽、鸡霍乱与蚕病就是由特种微生物造成的。

由此，他联想到法国医院的现实。当时，在巴黎的产科医院里，产妇死于产褥热者高达1/19；1864年，仅在巴黎产科医院就造成300多名产妇死亡；产科医院被称为"犯罪之家"。外科手术的死亡率高达20％—30％，甚至50％—60％。在法国医学会的一次会议上，巴斯德提出了"细菌致病理论"，认为造成人类疾病的就是微生物。他说："开刀的伤口暴露在千百万细菌的面前。这些细菌存在于空气中、手术医生的手上、洗涤伤口的海绵上、接触伤口的刀具上以及覆盖伤口的纱布上。"在科学院的几次会议上，巴斯德还建议外科医生将他们的手术器械在火焰上烧一下再使用。

巴斯德的建议遭到了法国医学界的忽视，但却引起了英国外科医生李斯特（Lister）的重视。李斯特在1865年听说巴斯德的实验，到1867年就把这一成果应用到外科手术上去。他先是用石碳酸（酚）作为防腐剂，以后又发现清洁是一种有效的防腐方法。由于李斯特把巴斯德的研究成果应用于外科，再加上以前所发现的麻醉剂，外科手术达到此前所未能达到的安全地步。

从1878年起，巴斯德和他的助手们开始从事防治牛羊炭疽病和鸡霍乱的研究。经过3年的实验研究，巴斯德提出了弱毒免疫理论，并开始用疫苗防治畜禽疾病。1885年，巴斯德发明了狂犬病疫苗，征服了狂犬病，震惊了整个欧洲。

巴斯德的细菌学说是一项具有重大历史意义的成就。1888年11月14日，在庆祝巴斯德研究所落成的典礼上，大会主持人指出：巴斯德先生是一位革新家。他对于发酵，对于极细小的微生物，对于传染病的原因，以及对于这些疾病的预防接种所做出的贡献，对生物化学、兽医学和医学来说并非一般性的进展，而是完全的革命。在这个典礼上，巴斯德在由他儿子代为宣读的讲话中说道："当今，似乎有两条相反的规律正在互相搏斗着：一条流血与死亡的规律，总是在设想着破坏性和强迫各民族不断地投入战场的新手段；另一条和平、工作和健康的规律，则总在发展着把人类从围困着它的灾难中解救出来的新方法。"

巴斯德一生在为第二条规律而努力工作。英国科学家廷德尔（John Tyndall）在给巴斯德的一封信中写道："在科学史上，我们首次有理由抱有确定的希望，就流行性疾病来说，医学不久将从庸医的医术中解放出来，而置于真正科学的基础上。当这一天到来时，我认为，人类将会知道，正是您才应得到人类最大的赞扬和感谢。"

有意思的是，对于细菌的发现，还影响到巴斯德本人的生活习惯。例如他从来不会不认真检查并仔细擦洗就使用一只玻璃杯或一个盘子。他的传记作者瓦勒里·雷多特（Vallery Radot）说："任何微小的污迹斑点不能逃过他的近视眼。无论在家里或同客人在一起，不管他的女主人感到多么焦虑和惊奇，他总是要把这一套消毒手续履行到底……"

对细菌学说作出重大贡献的另一位科学家是德国的罗伯特·柯赫（Robert Koch）。

罗伯特·柯赫早年在哥丁根大学学习医学，在普法战争时是一位军医，退伍后开始在一个小镇行医，并在诊所里设立了小小的检验及实验室，靠着一部显微镜、一台切片机及自制的保温箱开始了他的研究工作。1872年，他开始了对炭疽的研究。随后他发明了细菌染色、分离、培养等技术，并借助于这些技术发现了数种传染病的相关细菌。罗伯特·柯赫为了找出霍乱的病因，主动要求去最严重的灾区印度。他在32名霍乱病死者尸体和16名病人的肠道中找到了霍乱弧菌，并发现了霍乱病原菌是经过水、食物、衣服等用品的传播途径，同时还发现了阿米巴痢疾和两种结膜炎的病原体。1890年，他提出用结核菌素治疗结核病。他还在埃及、印度等地研究了鼠疫、疟疾、回归热、锥虫病和非洲海岸病等。1905年，他发表了控制结核病的论文，并获得诺贝尔生理学或医学奖。

罗伯特·柯赫的另一个重要贡献是1882年提出的"柯赫氏法则"，即证明一种细菌是导致一种传染病的病原菌所需满足的条件，分别为：

1. 该细菌可从其可疑传染病的每一病例中分离到。

2. 从体内分离到的该细菌可在体外培养并传代数次。

3. 体外培养并传代数次的细菌可以使实验动物发生相同的疾病。

4. 该细菌可从接种的实验动物中分离到。

"柯赫氏法则"是微生物学和传染病学的主要法则之一，被学术界公认为确认一种微生物是否已知传染病病原的主要依据。因此，罗伯特·柯赫与巴斯德一道被公认为微生物学的奠基人。

19世纪，细菌学的创立决定性地证明了微生物不像通常认为的那样是疾病的结果，而是疾病的原因。这一发现为公共保健和卫生领域的重大改善开辟了道路。从此，科学的利剑成为人类对抗瘟神的致命法宝。更重要的是，科学之光帮助人类驱散疾病的阴霾，也帮助人类走出无知和愚昧的困境。

正如爱因斯坦所说："科学通过作用于人类的心灵，克服了人类在面对自己及面对自然时的不安全感。"

美国科学家卡尔·萨根（Carl Sargan）在《魔鬼出没的世界》一书也有一段精彩的论述。他说："在我们历史上很长的时间内，我们惧怕世界以外的东西，害怕那些不可预见的危险，我们乐意接受任何能够保证减少恐惧和消除恐惧的东西。科学在了解世界、控制事物、掌握我们自己的命运、保持安全的前进航程中一直在进行着尝试，而且取得了巨大的胜利。现在，微生物学和气象学所能说明的问题，在几个世纪之前却被认为是将妇女烧死的充足理由。"

¤ 青霉素源于一个偶然

青霉素的发明是人与瘟疫的持久战中的一个关键时刻。有了青霉素，人类对抗瘟疫的袭击就有了一个具有相当力量的绝地武器。

青霉素的发明是英国医生亚历山大·弗莱明（Alexander Fleming）的一个重大贡献。说到弗莱明，还有一段感人的故事。

故事说是在苏格兰，有一位心地善良、乐于助人的贫苦农夫，一天他在田里耕作时，忽然听到附近的泥沼地带有人发出呼救的哭喊声，他当即放下手中的农具，迅速地跑到泥沼地边，发现有一个男孩掉进了粪池里，他急忙将这个男孩救起来，使他脱离了生命危险。两天后，一位高雅的绅士驾着一辆华丽的马车来到了农夫的农舍，彬彬有礼地自我介绍说，他就是被救男孩的父亲，特此前来道谢。这位绅士表示要以优厚的财礼报答，农夫却坚持不收，他一再申明："我不能因救了你的小孩而接受报酬。"正在互相推让之际，一个英俊少年突然从外面走进屋来，绅士瞥了一眼便问道："这是你的儿子吗？"农夫很高兴地点点头说："正是。"绅士接着说道："那好，你既然救了我的孩子，那就也让我为你的儿子尽点力，让我们订个协议吧，请允许我把你的儿子带走，我要让他受到良好的教育。假如这个孩子也像他父亲一样善良，那么他将来一定会成为一位令你感到骄傲的人。"鉴于绅士的诚心诚意，农夫同意了他的提议。这位绅士不但把农夫的孩子送到学校读书，而且还供他到圣玛丽医学院上学，直至毕业。这个孩子就是后来英国的细菌学家弗莱明，那个被农夫救起的男孩就是后来的丘吉尔首相。

在第一次世界大战期间，弗莱明参加了英国皇家陆军医疗队，辗转于前线各军医院间。弗莱明在谈起那段经历时说："那段时间，我见到许多伤兵因伤口受到细菌的感染而去世，当时用于避免感染的药物副作用极大，虽然外用能消毒伤口，但一旦进入血管，则破坏血细胞。"因此，在战争结束后，弗莱明拒绝了到苏格兰行医的邀请，回到圣玛丽医学院全力开始抗生素药物的研究。在谈到青霉素的发现时，弗莱明说："我的灵感来得很偶然。那是1928年的夏天，我发现在一只被霉菌污染的玻璃皿边缘，有一圈灰绿色霉菌层，那里培养的葡萄球菌已被杀死。而几天后，当葡萄球菌布满整个玻璃皿的表面时，边缘长着霉菌的地方则不受影响。这给了我很大的启发。"
后来，弗莱明把该霉菌接种到肉汤中，待其大量繁殖后进行过滤，得到了最初的青霉菌滤液。弗莱明给它取名叫"Penicillin"（盘尼西林，青霉素的音译名），并把他的发现发表在一本科学杂志上。

　　但是弗莱明并没有继续发掘青霉素作为主要药物的潜力。后来，经过英国病理学家弗洛里（Florey）和德国生物学家钱恩（Chain）的进一步研究完善，青霉素于1941年开始用于临床，并于1943年逐渐加以推广，为人类对抗瘟疫提供了一把利剑。

　　青霉素最终表明在治疗肺炎、梅毒、腹膜炎、破伤风和许多疾病时有惊人的疗效，而以前得这些病的人经常会死去。此时正值第二次世界大战期间，防止战伤感染的药品是十分重要的战略物资，所以美国把青霉素的研制放在同研制原子弹同等重要的地位。当时青霉素的价格非常昂贵，1943年，在全世界只生产了13千克青霉素的时候，英国首相丘吉尔特别批示，这种新药"必须给最好的军队使用"。继青霉素这一最早的抗生素后，20世纪40年代后期，第二种抗生素链霉素被美国科学家赛尔曼·瓦克斯曼（Selman Wakesman）发现。链霉素用来治疗许多青霉素无法治愈的传染病，特别是在治疗肺结核方面效果更为显著，是人类攻克肺结核的关键。1947年以后，又相继发现氯霉素、金霉素、土霉素和四环素等抗生素。

　　抗生素的发明是人类医学史上一个划时代的进步。自抗生素发明以来，鼠疫已是"强弩之末"，天花也已"寿终正寝"，"痨病无药可医"的说法被打破，脑膜炎、伤寒病不再面目狰狞。所以，有人把抗生素、原子弹、雷达并列为第二次世界大战期间的三大发明。由于抗生素的发明，全人类的平均寿命增加了10岁。

¤ 被寄望的疫苗

与抗生素发展的同时，20世纪免疫学的发展也给人类对抗瘟疫提供了重要武器。在19世纪细胞学和微生物学成就的基础上，人类逐渐发现了自身的免疫系统，建立了免疫学。多种疫苗研制成功，使人类控制和战胜疾病的能力大为增强。

20世纪初，英国医生沃姆罗斯·赖特（Wlmroth Wright）研制出伤寒疫苗，在第一次世界大战时，这种疫苗得到了采用。数百万的士兵因战壕内恶劣的条件而死亡，但死于伤寒的只有100人。伤寒疫苗的研制成功，使人类看到大规模战胜疾病的曙光。几乎与此同时，霍乱疫苗也开始投入使用。20世纪20年代末，预防白喉和破伤风的疫苗研制成功。20世纪30年代，由于欧美一些国家青年、婴幼儿普遍注射白喉疫苗，使严重危害人民生命的白喉病得到根除。第二次世界大战中，由于破伤风疫苗的使用而挽救了众多伤员的生命。法国医生兼细菌学家卡尔麦特（Albert Calmette）和介兰（Guerin）从1906年开始，经过15年的潜心研究，终于在1921年获得防治结核病的免疫疫苗卡介苗。20世纪40年代，科学家们又开始研究预防脊髓灰质炎（小儿麻痹症）的疫苗以及预防流行性感冒的疫苗。

在人类与瘟疫的斗争中，疫苗成了人类的一个"救星"。

20世纪70年代以后，人类征服传染病的成就达到了一个前所未有的高峰，天花和脊髓灰质炎相继被消灭，乙肝疫苗培育成功，不少长期肆虐人类的传染病得到了有效的遏制。随着医疗条件的改善，如今的疾病尤其是传染病的死亡人数一直在下降。那种瘟疫一下吞噬数千万人生命的时代几乎一去不复返。20世纪80年代疯牛病在英国发现后，有一些专家预计，英国经由疯牛病感染新型克雅氏症的人数可能高达50万。然而由于基因技术的运用，病因很快被确定，在各国采取了必要的措施之后，这种病很快就得到了控制。英国实际确诊的死于新型克雅氏症的病人只有几十人。

面对传染病，人们一直寄希望于特效药和疫苗的研制。然而遗憾的是，针对一种全新病毒特效药和疫苗在短时间内很难发挥较大的作用。且不论特效药和疫苗能否在人体发挥作用，单就药物开发和疫苗研制从启动研究到真正量产也需要相当漫长的等待。

✿ 与瘟疫共生

人类对病菌取得的伟大胜利并非一劳永逸。青霉素的确给许多受细菌感染的病人带来了有效的治愈途径，然而细菌也很快就获得了对青霉素的抗药性。

20世纪60年代有了半合成青霉素后，不久就发现了葡萄球菌的抗药性。10多年来，对甲氧苯青霉素具有抗药性的所谓MRSA（耐甲氧西林金黄色葡萄球菌）感染一直困扰全球。对这种疾病的主要治疗手段是采用万古霉素，然而几年前先后在日本和美国发现了对万古霉素的抗药性。

对抗生素产生抗药性的例子不胜枚举。在与抗生素的反复较量中，有的细菌逐渐熟悉了抗生素的特性，发生了基因突变，有些毒力很强并且耐受大多数高效抗生素的"超级细菌"也因此产生。"超级细菌"的出现，使曾经横扫细菌如卷席的众多高效抗生素黯然失色：氨苄青霉素几乎成了废品；先锋霉素和菌必治正在逐渐失效；泰能也有了战胜不了的对手……"超级细菌"的出现，使治疗二重感染和多重感染难上加难；使一些曾经被有效制服的细菌感染性疾病卷土重来。

1982年，世界卫生组织指出，细菌抗药性的增长使得为给感染者选择合适的抗生素成为"一种胜算极小的赌博"。

1983年，美国遗传基因学家巴巴拉-麦克斯托克（Barbara Maxstoke）因发现玉米染色体中的基因能够移动而获得了诺贝尔医学奖。她的杰出工作显示，基因可以在植物的染色体间移动，而这一点对于细菌发展出抗药性的解释极为关键。当细菌碰到一起时，质体的基因代码能够从一个传递到另一个，更为关键的是，质体的基因代码中携带有如何抵抗抗生素的信息。而一些细菌或病毒在外界环境的作用下基因发生了变化，原来不致病的病原体增加了可以致病的毒力基因，或是原来的病毒基因改头换面成为一种新的病原体，引起人类患病。

人类同传染病的斗争是无止境的。一种传染病消灭了、控制了，另一种新的传染病又会出现。自20世纪70年代以来，结核、鼠疫、白喉等古老传染病复苏，艾滋病、埃博拉出血热、裂谷热、疯牛病、军团菌、莱姆病等新发传染性疾病开始流行。1992年，全世界出现了一些死灰复燃的传染病的反攻浪潮。1992年10月至12月，在印度的马德拉斯、泰米尔纳德和孟加拉国南部发生的大范围霍乱，先后有20万人发病。美国陆军传染病研究所所长米切尔-库恩（Mitchell Kuhn）警告说：除非现行有效的反病毒措施能够成功地维持，并且提早结束有机体抗药性的遗传传播，我们人类才有可能接近曾经梦想的"后病毒时代"。

也许一切并不像我们想象的那么乐观。我们所面临的是一场更为持久的挑战。

1996年11月，在南非约翰内斯堡暴发的埃博拉热病，在全世界掀起一股恐惧的浪潮，人们担心这一令人闻之丧胆的可怕病毒会乘船、乘飞机在全世界旅行。好莱坞影片《恐怖地带》把这一大恐慌展示得淋漓尽致。最终，悲剧没有发生，但是通过这次事件，人们认识到，人类行为的改变以及对自然界无限制的入侵，也许将引发不可治愈的瘟疫。

美国医生芭芭拉·纳特森-霍洛威茨（Barbara Natterson-Horowitz）的《共病时代》一书，讲述了动物和人类之间"共享"疾病的故事，作者说道："我们与动物的关系历史悠久且深刻，医生和病人都要让自己的思考跨越病床这个界限，延伸到农家院、丛林、海洋和天空。"

瘟疫为何能够降落人间，不仅仅是医生和病人思考的问题，更是所有人应有的反思。

生态学家和绿色和平组织的成员总是不断警告人类，全球升温、臭氧层被破坏以及河流、湖泊的污染，确实使很多野生动物和鸟类的生存受到严重威胁。但是经常被人们忽略的是，一方面，环境的破坏已开始危及人类的健康。另一方面，让瘟疫变得更加恐怖的是人的行为可能使疫情扩大到非常的规模，而最典型的则是作为人类文明象征的城市。美国历史学家阿诺·卡伦（Arno Karlen）指出：两个世纪以前，世界上98%的人是农夫和村民，但很快，工业革命使一半的人成了城市人，许多人生活在100万人口以上的大都市，而在这样的城市中，水源、垃圾处理系统、基础设施、社会秩序以及公共卫生规划的使用都是超载的。大规模的城市聚集为瘟疫的暴发和流行提供了前所未有的空间。

进入20世纪以后，人类对自然的大规模开发是许多自然灾害的重要原因。瘟疫的发生有了新的背景和新的形势。自然环境的破坏导致了生态平衡的破坏；人口增加、都市化人口集中，交通工具发达，使人和物大量迅速移动；森林砍伐和无节制开发，使生活在热带原始森林的动物与人类接近，寄生在野生动物体内的微生物进而感染人类，引发传染病。航空的便利又使病毒更易于跨国界传染。已经有科学研究表明，新传染病的病原体变异病毒、细菌、原虫、衣原体出现的背景就是地球温暖化。而全球气候变暖的趋势却正在加速。

2001年2月，联合国跨政府气候变化小组发表一份关于全球气候变化的专题报告，警告说在全球气候的继续变暖下，干旱、洪水、饥馑和瘟疫将成为21世纪人类的严重威胁。在21世纪，热浪和暴雨等全球极端的气候现象发生的频率将会加快，因此，水位上涨、洪灾、土崩和雪崩之类灾害将会增加。气候变暖正把世界推向可能发生的大灾难。

在这份报告发表前，该小组发表的另一份报告估计，在今后100年里，全球的平均气温可能上升1.4℃—5.8℃，升幅大于先前的预测，其成因显然是包括汽车废气在内的工业污染。全球所有的地区会或多或少地遭受气候变暖的不利影响，南方（发展中）国家所面临的形势将更加严峻。常闹水荒的南方（发展中）国家和地区将会遭遇更多的热带台风、干旱和严重的沙漠化。因此，这个地区许多国家的农业产量将下降，还可能出现饥荒和流行性疫病。

瘟疫依旧是威胁人类生存的大敌。旧的可能复发，新的仍会出现，人类与瘟疫的斗争是无止境的。

美国历史学家麦克尼尔在其《瘟疫与人》一书中指出："传染病在历史上出现的年代早于人类，未来也将会和人类天长地久地共存，而且，它也一定会和从前一样，是人类历史中的一项基本参数以及决定因子。"

与瘟疫共生，也许就是一次次瘟疫教会我们的。

结　语

一盘棋的力量

　　长期以来，传染性疾病与战争、灾荒一起，成为人类生存的三大威胁。其中以瘟疫的危害最为强烈。在人类文明的历史上一直有瘟疫伴生和共存。一方面，瘟疫给人类造成巨大的灾难，摧残着人类文明的成果；另一方面，人类在抗击瘟疫的过程中也不断地总结经验，研究和创新抗击瘟疫的科学手段。

　　在我国历史上也时常有瘟疫的发生。殷墟甲骨文有"虫""蛊""疟疾"及灭虫的记载，《史记》已用"疫""大疫"表示疾病的流行。秦代开始出现了关于传染病防治的立法。此后两三千年间多有大疫流行。中华文明的发展史有许多内容是与瘟疫搏斗、抗争的历史。

　　中国人在与瘟疫的搏斗中也总结出了许多宝贵的经验，丰富和发展了中国医药学的宝库。东汉建安年间，大疫流行，名医张仲景通过潜心研究撰写了《伤寒杂病论》，该书是当时疫病流行、张仲景亲自治疗经验的总结。晋代人葛洪也对急性传染病有过比较深入的研究和记载。明末医生吴有性针对当时大疫流行编著了《瘟疫论》，《瘟疫论》是我国医学发展史上第一部论述急性传染病的专著。中医药学中关于防疫抗疫的理论与实践，都是对人类文明的重大贡献，都是宝贵的文化遗产。

与此同时，中华民族的民间文化中也积累了许多防疫抗疫的生活经验。在中华民族的习俗中有不少与瘟疫有关的内容。《备急千金要方》卷九"辟温"说："辟疫气，令人不染温病及伤寒，岁旦屠苏酒方。"正月饮屠苏酒的风习一直延续下来，比如王安石诗云"爆竹声中一岁除，春风送暖入屠苏"，说的就是这种习俗。

每年春季，正是瘟病与流行感冒易发的季节。因此我国古代民间有祓禊仪式。这就是上巳节（后来固定为三月三）的来历。祓禊即祓除，也就是拂除病气，除去凶疾，使之纯洁。后来，这一习俗演变成了赏玩春色的踏青活动。

五月五端午节是我国夏季最重要的传统节日。农历五月正是炎热夏季酷暑将临之时，特征是流行病、瘟瘴疫疠将发之际。《荆楚岁时记》说："荆楚人，以五月五日并踏百草，采艾以为人，悬门户上，以禳毒气。"九月九日重阳，远游登高，以避疫疠，意思也是一样的。

这些民间习俗是我们祖辈积累下来的宝贵生活经验，体现了中华民族的生存智慧。

随着公共卫生的发展，我国防疫事业有了提升。清末东北大鼠疫对中国近代公共卫生建设非常重要，是中国第一次官方大规模组织卫生防疫。这次鼠疫之后，万国鼠疫研究会也在我国召开。

2003年"非典"疫情暴发，抗击"非典"是21世纪以来我国迎来的第一次重大抗疫战役，为我们留下了宝贵经验。

"非典"疫情结束后，中央政府宣布大幅增加卫生防疫经费投入，在全国建设各级疾病预防控制中心，特别是增加了对农村地区的经费投入。中央政府还公开扶持中医药行业，宣扬中医药在治疗"非典"的过程中发挥的作用，要求各级医疗体系必须配备中医。这些措施对我国医疗卫生事业的发展起到了重要推动作用。

2020年年初，新冠肺炎暴发，广大医务人员、科技工作者和干部群众都团结起来，在荆楚大地为病人点亮一盏盏希望的灯。

一批批医护人员从全国各地赶赴疫情最严重的湖北，源源不断地持续增援。

一家家大型场馆改建的"方舱医院"，成为收治新冠肺炎轻症病人的港湾。

一省包一市建立对口支援关系，全力支持湖北加强病人救治工作。

"疫情防控要坚持全国一盘棋。"遵照习近平总书记重要指示精神，全国各地充分发挥联防联控机制作用，奋力防控疫情，同时间赛跑、与病魔较量，凝聚起坚定信心、同舟共济、众志成城的磅礴力量。

在这场防控战役中，我们每一个人都参与其中，也更加懂得了"我们是命运共同体"。相信，凝聚更大力量，付出更坚实的努力，胜利一定不会遥远。

祈祷、隔离与共生

记疫

主要参考文献

1. ［意］卡斯蒂廖尼著，程之范主译：《医学史》，广西师范大学出版社2003年版。

2. ［美］罗伊·波特编著，张大庆等译：《剑桥医学史》，吉林人民出版社2000年版。

3. ［德］伯恩特·卡尔格–德克尔著，姚燕、周惠译：《医药文化史》，生活·读书·新知三联书店2004年版。

4. ［英］罗伯特·玛格塔著，李城译：《医学的历史》，希望出版社2004年版。

5. ［英］夏洛特·罗伯茨等著，张桦译：《疾病考古学》，山东画报出版社2010年版。

6. ［英］费雷德里克·F·卡特赖特、迈克尔·比迪斯著，陈仲丹、周晓敏译：《疾病改变历史》，山东画报出版社2004年版。

7. ［美］亨利·E·西格里斯特著，李虎等译：《最伟大的医生——传记西方医学史》，北京大学出版社2014年版。

8. ［德］克劳斯·克莱默等著，江帆等译：《欧洲洗浴文化史》，海南出版社2001年版。

9. ［法］米歇尔·沃韦尔著，高凌瀚、蔡锦涛译：《死亡文化史——用插图诠释1300年以来死亡文化的历史》，中国人民大学出版社2004年版。

10. ［英］罗宾·布里吉斯著，雷鹏、高永宏译：《与巫为邻——欧洲巫术的社会和文化语境》，北京大学出版社2005年版。

11. ［英］N.G.L.哈蒙德著，朱龙华译：《希腊史——迄至公元前322年》，商务印书馆2016年版。

12. ［德］古斯塔夫·施瓦布著，陈德中译：《希腊神话故事》，陕西师范大学出版社2002年版。

13. ［瑞士］雅克布·布克哈特著，王大庆译：《希腊人和希腊文明》，上海人民出版社2008年版。

14. ［古希腊］修昔底德著，徐松岩、黄贤全译：《伯罗奔尼撒战争史》，广西师范大学出版社2004年版。

15. ［英］爱德华·吉本著，席代岳译：《罗马帝国衰亡史》，吉林出版集团2008年版。

16. ［英］彼得·希瑟著，向俊译：《罗马帝国的陨落——一部新的历史》，中信出版集团2016年版。

17. ［法］雅克·安德烈著，杨洁、吴树农译：《古罗马的医生》，广西师范大学出版社2006年版。

18. ［美］拉尔斯·布朗沃思著，吴斯雅译：《拜占庭帝国——拯救西方文明的东罗马千年史》，中信出版集团2016年版。

19. ［美］詹姆斯·奥唐奈著，夏洞奇、康凯、宋可即译：《新罗马帝国衰亡史》，中信出版集团2016年版。

20. ［美］贾雷德·戴蒙德著，谢延光译：《枪炮、病菌与钢铁——人类社会的命运》，上海译文出版社2000年版。

21. ［美］詹姆斯·Ａ·特罗斯特著，刘新建、刘新义译：《流行病与文化》，山东画报出版社2008年版。

22. ［美］威廉·麦克尼尔著，余新忠、毕会成译：《瘟疫与人》，中信出版集团2018年版。

23. 武斌：《人类瘟疫的历史与文化》，吉林人民出版社2003年版。

24. ［英］弗朗西斯·艾丹·加斯凯著，郑中求译：《黑死病（1348—1349）：大灾难、大死亡与大萧条》，华文出版社2019年版。

25. ［英］丹尼尔·笛福著，许志强译：《瘟疫年纪事》，上海译文出版社2013年版。

26. 余凤高：《飘零的秋叶——肺结核文化史》，山东画报出版社2004年版。

27. ［美］约翰·Ｍ·巴里著，钟扬、赵佳媛、刘念译：《大流感——最致命瘟疫的史诗》，上海科技教育出版社2008年版。

28. ［美］劳里·加勒特著，杨岐鸣、杨宁译：《逼近的瘟疫》，生活·读书·新知三联书店2008年版。

29. 刘滴川：《大瘟疫——病毒、毁灭和帝国的抗争》，天地出版社2019年版。

30. 韩毅：《宋代瘟疫的流行与防治》，商务印书馆2015年版。

31. 韩毅：《瘟疫来了——宋朝如何应对流行病》，中州

主
要
参
考
文
献

古籍出版社2017年版。

32. 曹树基、李玉尚：《鼠疫：战争与和平——中国的环境与社会变迁（1230—1960）》，山东画报出版社2006年版。

33. 陈旭：《明代瘟疫与时代社会》，西南财经大学出版社2016年版。

34. 余新忠主编：《清以来的疾病、医疗和卫生——以社会文化史为视角的探索》，生活·读书·新知三联书店2009年版。

35. 王哲：《国士无双伍连德》，福建教育出版社2011年版。

36. 孟久成：《伍连德在哈尔滨》，哈尔滨出版社2018年版。

37. 陈醒哲：《盛京医事》，辽宁大学出版社2012年版。

后 记

　　2003年，"非典"暴发时期，我和大家一样困在家中，有了比较集中读书的时间。在这几个月中，我集中阅读世界文明史上有关瘟疫的材料，特别是医疗社会史方面的文献，集中思考瘟疫这种一直与人类纠缠的恶魔是如何影响人类文明进程的。那时，我把当时的思考写了一本书《人类瘟疫的历史与文化》。此后，我仍然在关注这方面的问题，把对瘟疫的研究与思考作为我研究文明史、文化史的一个侧面。我非常赞同麦克尼尔的观点，对于世界文明的历史，要从多个侧面去认识，因为历史本来就是多面的历史。

　　人类同瘟疫的斗争是文明史的一个侧面，一个部分。我们在应对瘟疫的挑战中，进一步审视自己，审视我们的健康和生命，审视我们的道德和文化，审视我们与其他物种的关系，审视我们与自然的关系，同时也使我们有机会重新审视和反思我们的文明。

　　最后，感谢出版社编辑对本书内容框架的建议，以及为顺利出版付出的努力。

武　斌

2020年2月2日于沈阳浑河之南